赤ちゃんとママ
マタニティライフシリーズ

もっと知りたい、おなかの赤ちゃんのこと

東京女子医科大学乳児発達行動学講座教授
小西行郎

赤ちゃんを「見る」魅力にとりつかれて

私が胎児に興味を持ち始めたのは、赤ちゃんの指しゃぶりが気になり始めたのがきっかけでした。実は私には双子の子どもがいて、いつもそれぞれが一方向にしか頭を向けないことに気づき、そのことが、のちの子どもの発達にどのような影響を与えるかについて研究し始めるきっかけになりました。そして、海外の研究をあれこれ調べるうちに、胎児が子宮のなかでは一方向に頭を向けていることが多く、それが指しゃぶりと関係し、ひいては利き手に関係している、ということが分かったのです。

そういえば、ヒトの行動の始まりは、生まれてからではなく、すでに胎児期にある……。そう思ったとき、これは小児科医の研究対象であると思いました。そして何より面白かったのは、こうしたことを研究している小児科医が、その当時日本にはいなかった、ということでした。

ヒトは、命をあたえられた瞬間から、ヒトとして生きはじめる。オランダの発達神経学者プレヒテル教授に出会って、その思いはさらに強くなりました。

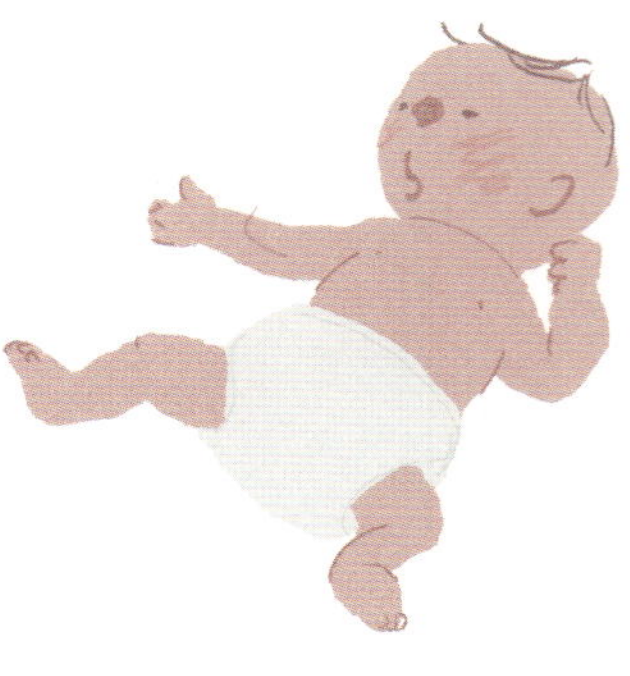

胎児から乳幼児期までの行動観察を、これほど厳格に、系統立てて研究した人はいないでしょう。本文中にも、しばしば彼の行動観察から分かったことについては述べていますが、彼の研究は、とにかく実際に赤ちゃんを観察することを重視し、仮説や思い込みによる旧来の「赤ちゃん像」を徹底的に見直すものでした。

プレヒテル教授のもとに留学していた短い間、私がそれまで学んできた小児神経学は、彼によってことごとく否定されたのですが、それは実に衝撃的で、かつ快い経験でした。一日中、赤ちゃんの行動を録画したビデオを再生しては観察、記録するうちに、自分の目で「ありのままの赤ちゃん」を見ることの大切さが、身に染みて分かるようになりました。そして、発達行動学から障がい児の療育にいたるまで、もう一度根底から考え直さざるを得なくなりました。今にして思えば自分が不勉強であっただけのことですが、しかし私にとっては革命的なできごとだったのです。

「思い込みで子どもを見るな」「子どもが幸せそう

などと、どうして他人がいえるのか」「個人差に触れていない論文など行動学にはない」「有意差のない論文のほうが面白いことが多い」などということばを、何度も聞かせられました。それは脳画像を中心にしていた私の研究を、本格的に発達行動学へとシフトさせるものになったのです。

帰国してすぐに、筑波大学の故・岡戸教授と協力して研究会をつくり、[*]小林登先生にお願いして「日本赤ちゃん学会」を設立するに至ったのも、「赤ちゃんはか弱く無力な、受け身の存在である」という従来から日本にある子どもの発達観に一石を投じたい、「赤ちゃんは、とても能動的に私たち大人にはたらきかけ、自ら育つ力をもっている存在なのだ」ということを、科学的根拠をもって世の中に示したいという思いによるものでした。そして小林先生から理事長の職を譲り受けたいま、胎児の研究に没頭する時間はつくりにくくなりましたが、胎児にせよ赤ちゃんにせよ、ものいわぬ存在からいかにしてそのメッセージを受け取るかを考え続けています。

そしてそれは、障がいをもつ子どもたちの自己表現を、いかにして理解するかということにも通じるものであり、ひいてはその子どもたちの人権をいかにして守るかということにも通じることだと思います。

＊　＊　＊

どうかこの本を、おなかの赤ちゃんが、どうしてこのような行動をするのか、それはどんなことを私たちに伝えようとしているのか、思いを巡らすきっかけにしていただきたいと思います。そうすることによって、あなたのおなかの赤ちゃんがよりいっそうかわいくなると思います。

そして、あふれんばかりの育児情報が氾濫する現代において、育て方に迷ったときに、ぜひ思い出してください。赤ちゃんの「ありのまま」を見ることの大切さを。目の前にいる赤ちゃんは、からだ全体、表情全体で、メッセージを伝えてくれます。それに気づくことができたとき、赤ちゃんと過ごす毎日は、たくさんの発見と驚きと喜びに満ちた、楽しいものになると思います。

小林登　こばやしのぼる
東京大学名誉教授、国立小児病院名誉院長。
「子ども学」の提唱者であり、「日本子ども学会」代表、「日本赤ちゃん学会」初代理事長

もっと知りたい、おなかの赤ちゃんのこと　目次

第三章

第四章

ブックデザイン・イヤマデザイン
表紙イラスト・おのでらえいこ
本文イラスト・ナムーラ ミチヨ

第一章

赤ちゃんの神秘をのぞいてみよう

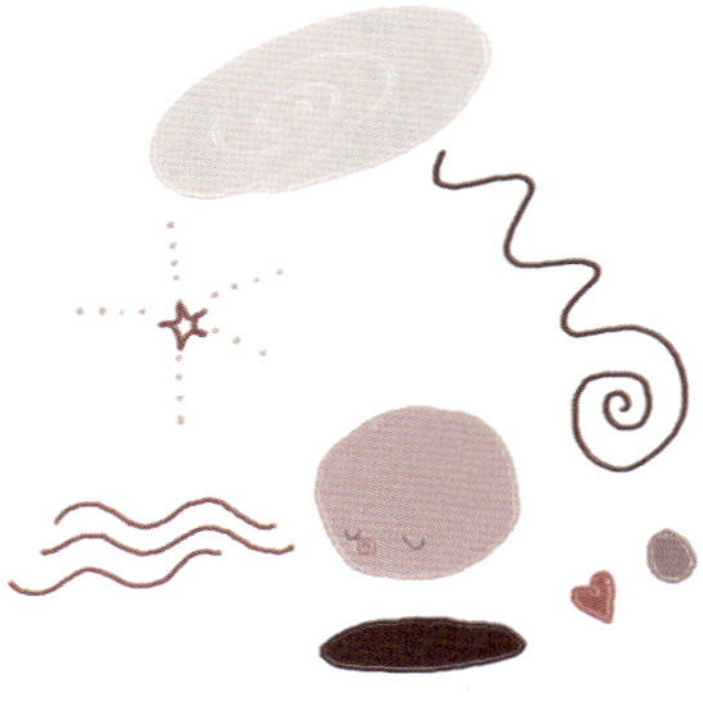

おなかの
赤ちゃんは、
こんなふうに
大きく
なります

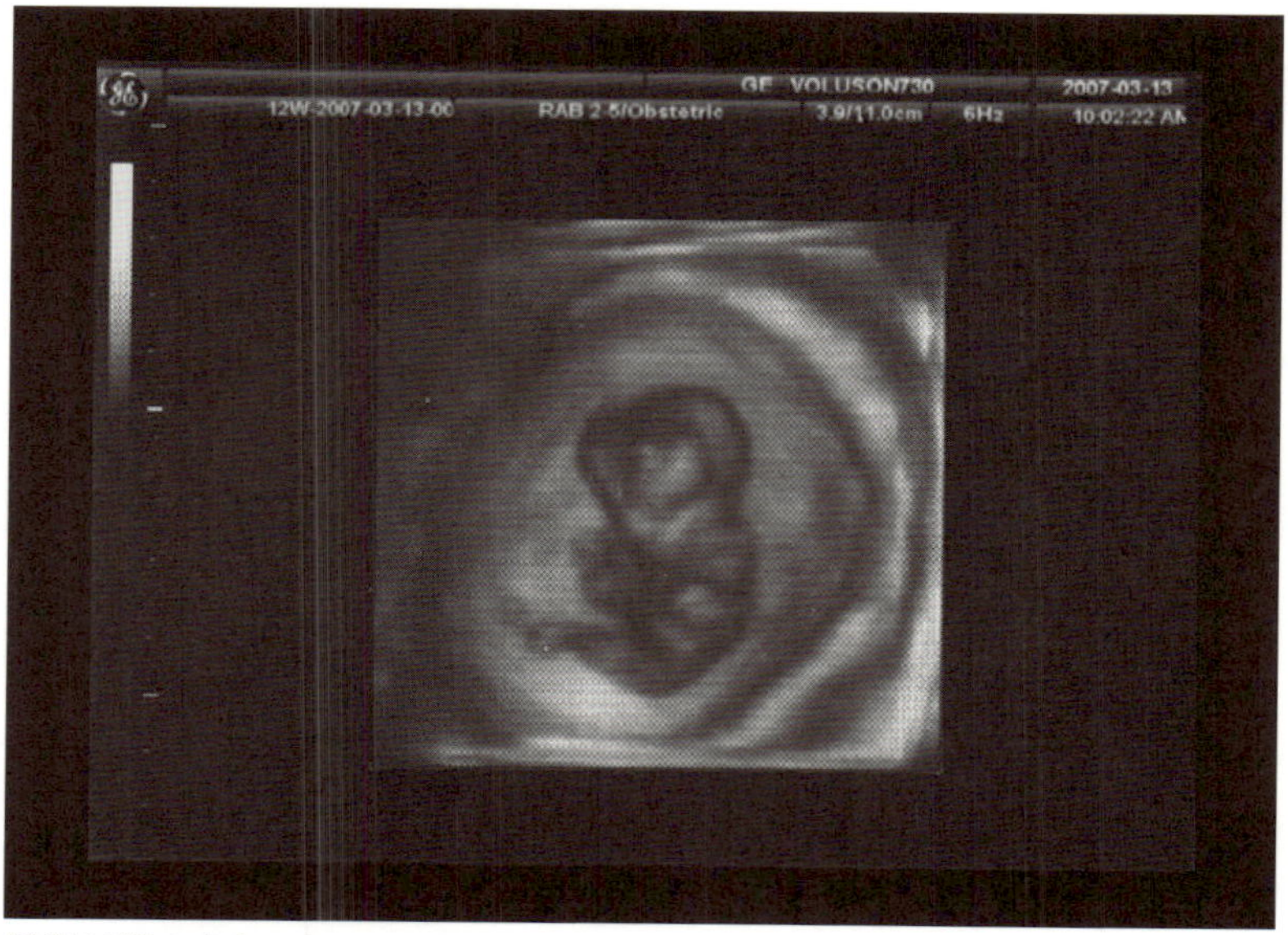

妊娠12週の赤ちゃん

写真提供はすべて 医療法人愛生会 馬渡産婦人科医院院長 馬渡秀仁先生

手足も活発に動かすようになっています

すっかり赤ちゃんらしい姿になっていますね。このころにはすでに、手足も活発に動かせるようになっていますが、お母さんに胎動として伝わるのは、もうちょっと赤ちゃんが大きくなってからです。身長は約11㎝、皮膚はろう状で、背骨や胃などの内臓が透けて見えるような段階です。男の子、女の子を区別する外性器も、このころにはできてきます。

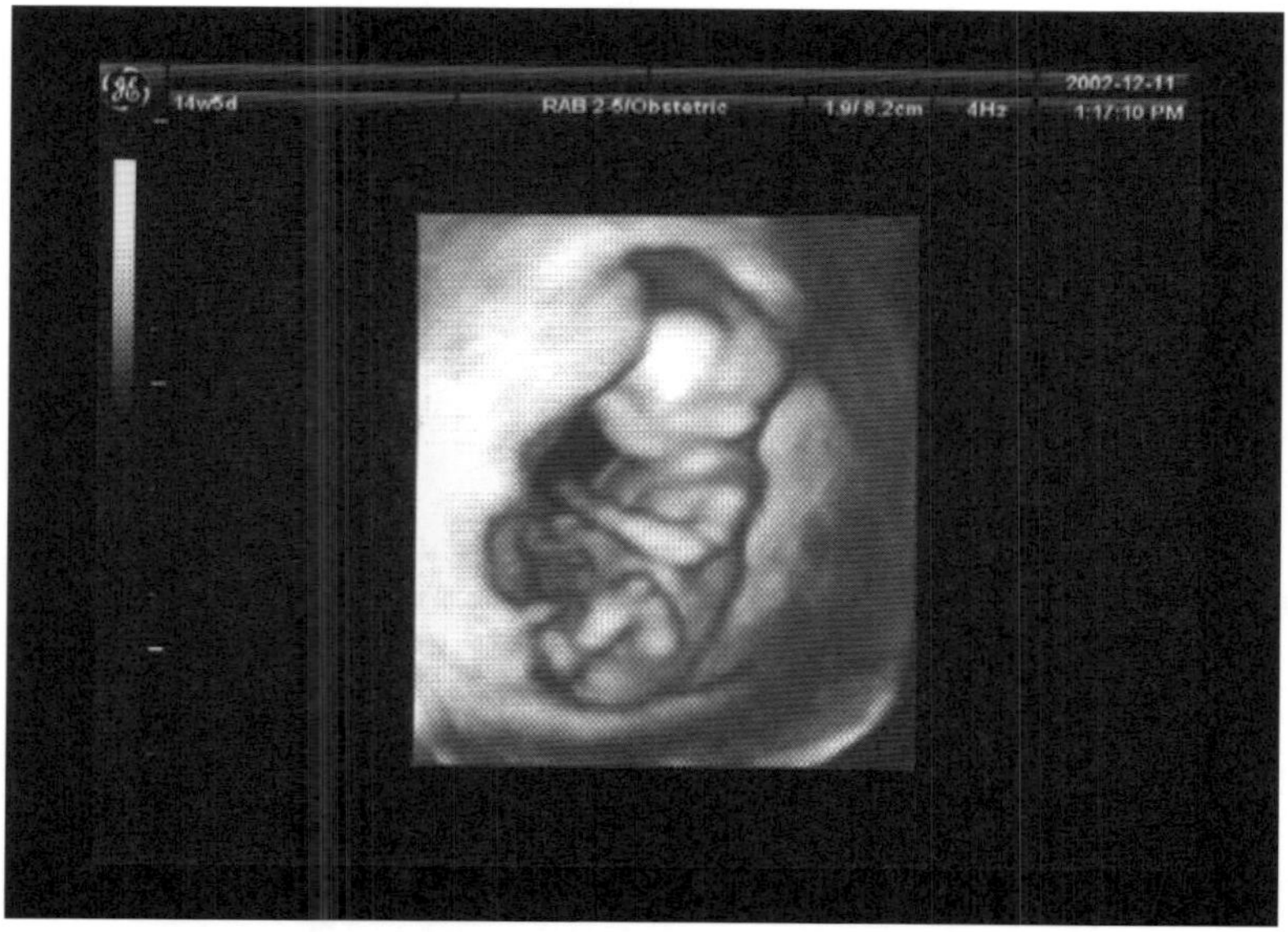

妊娠14週の赤ちゃん

お母さんのふとんに守られて……

からだの器官の形成期は終わり、それぞれの機能を徐々に発達させる時期に入ってきました。皮膚は厚みを増して内臓を保護するようになり、産毛も生えてきます。

しっかりとつながれた臍帯《さいたい》がはっきり見えますね。ここから栄養をぐんぐん吸収して、大きく育っていきます。赤ちゃんを包んでいる卵膜は、まるでふとんかお母さんの腕のなかにいるように、赤ちゃんを包みこんで守っています。

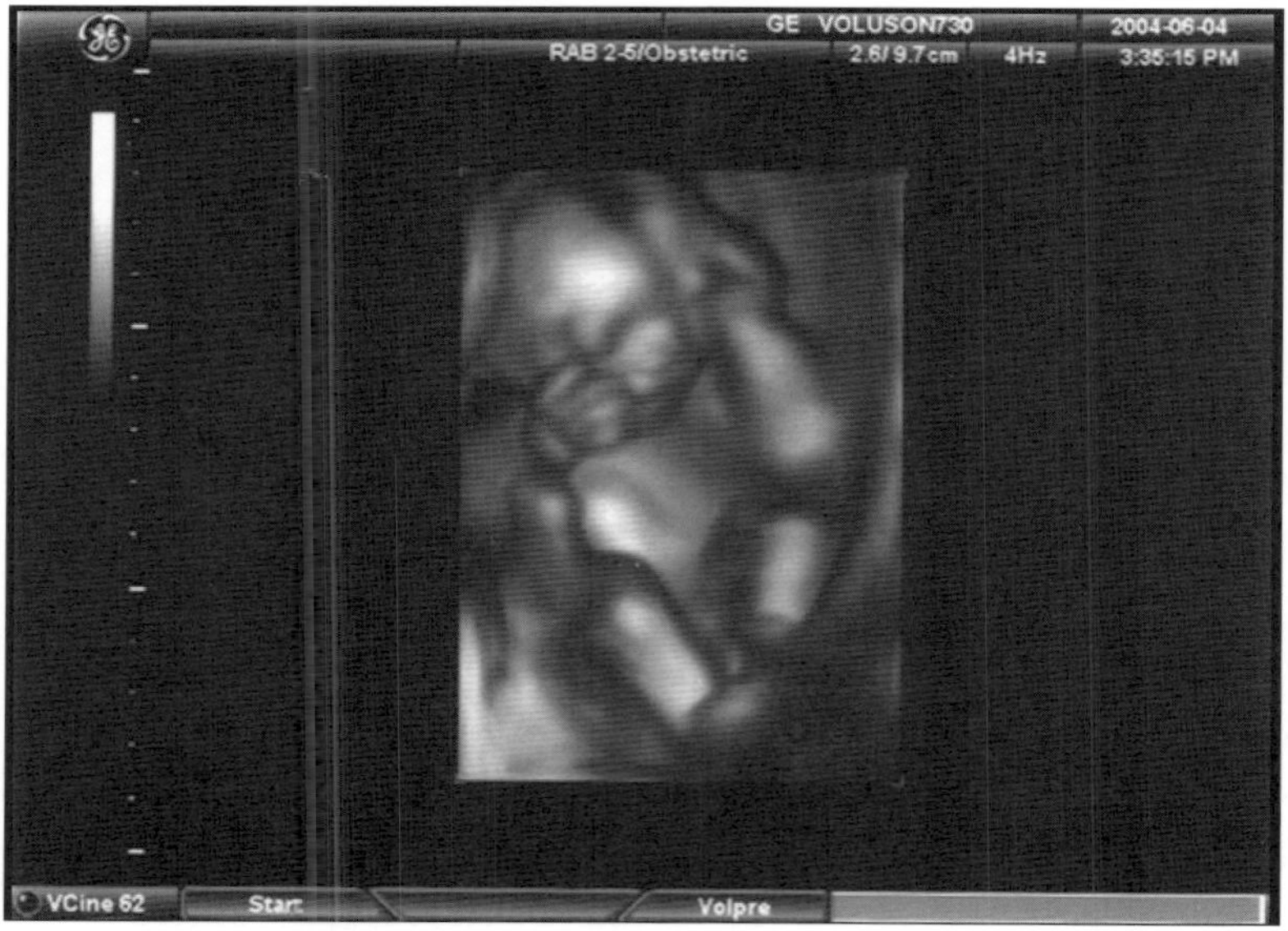
GE VOLUSON730
2004-06-04
RAB 2-5/Obstetric
2.6/ 9.7 cm
4Hz
3:35:15 PM
VCine 62
Start
Volpre
妊娠20週の赤ちゃん

お母さんの音を聞いています

赤ちゃんの動きは大きく活発になり、お母さんにもはっきり伝わるようになります。赤ちゃんはすでに、お母さんの心臓の音や血液の流れる音、お母さんの声を聞いています。また、さかんに自分のからだをさわったり、指しゃぶりをしたり、子宮の壁をさわったりして、自分やまわりのようすを探っています。このころには、羊水を飲んでおしっこをしたり、あくびやしゃっくりをしたりして、呼吸や哺乳の練習にも余念がありません。

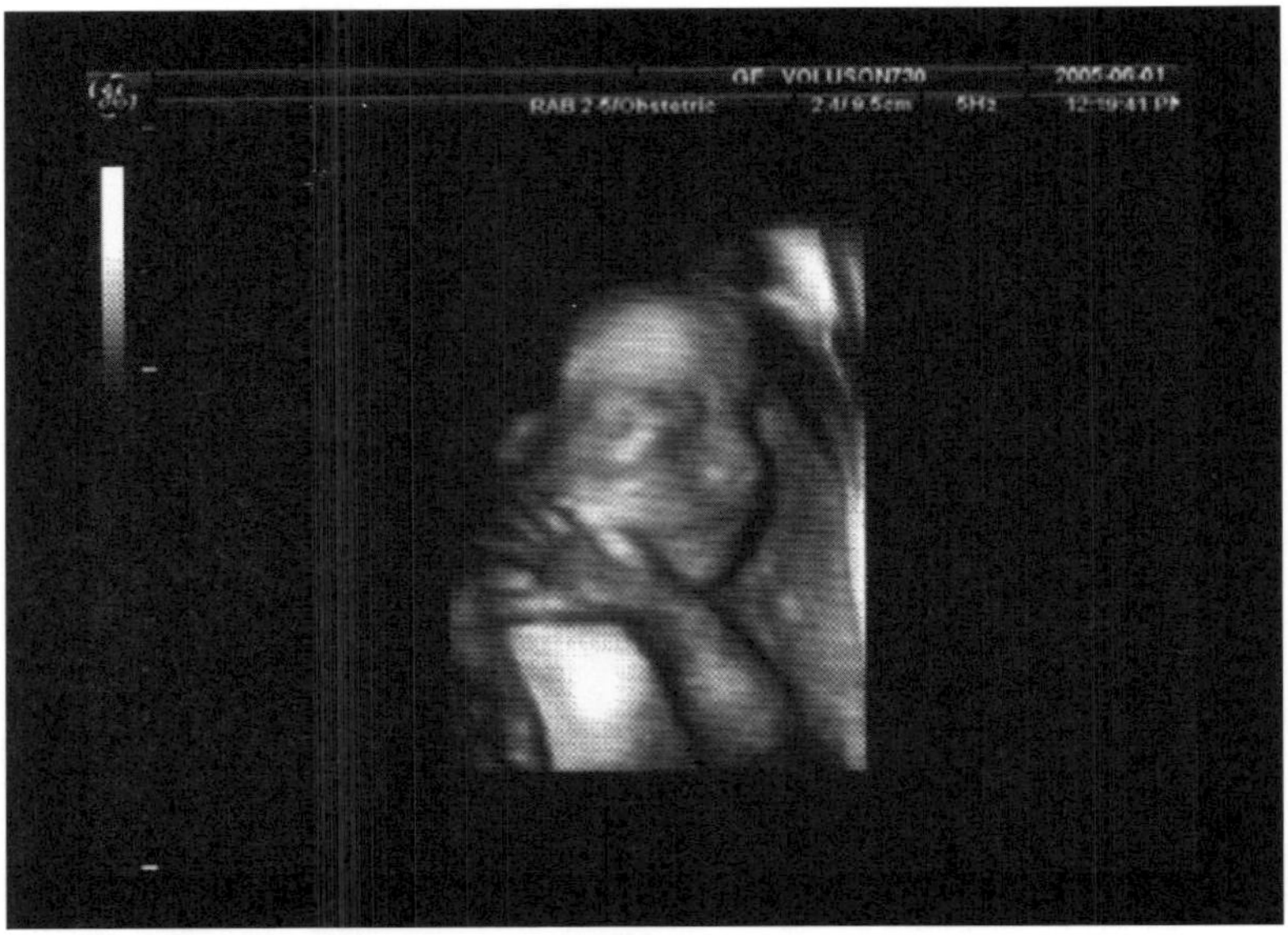

妊娠24週の赤ちゃん

五感でまわりの世界を探っています

赤ちゃんは、1枚では全身を撮影できないほど大きくなりました。皮下脂肪もついてきて、だいぶふくよかな顔になってきました。このころには、まぶたもあけられるようになります。聴覚はさらに発達し、外の世界のさまざまな音が聞こえています。また、味覚や嗅覚も整ってきて、羊水の味やにおいが感じられるようになります。顔は表情豊かになり、子宮の壁で、はいはいやあんよの練習までしています。

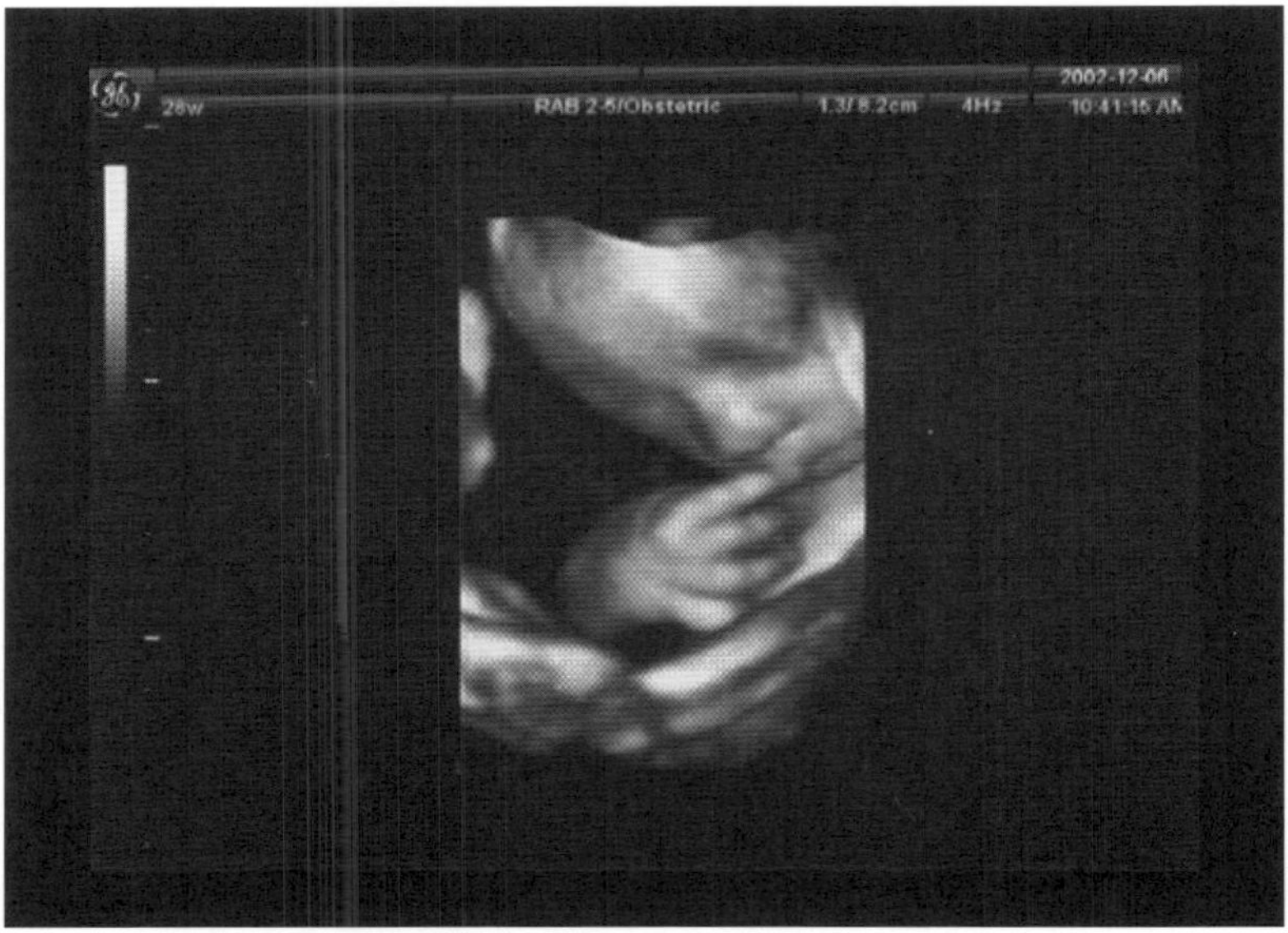

妊娠28週の赤ちゃん

生まれる準備は少しずつ整ってきました

28週ごろには、体重も1kgを超え、子宮がちょっときゅうくつになるほどにからだも大きくなりました。ときには、お母さんがびっくりするほど大きく動くこともあります。内臓の機能はほぼ大人に近いところまできています。生まれる準備は少しずつ整ってきました。写真の赤ちゃんは、唇に指をあてて、まるで何か考えこんでいるような表情にも見えます。その姿は、もうすっかり"一人前の赤ちゃん!?"ですね。

おなかの赤ちゃんをそ〜っとのぞき見る幸せ

医療法人愛生会
馬渡産婦人科医院院長
馬渡秀仁

「わー、すごい！」「本当に赤ちゃんがいるんですね！」「こんなに動いてるんですね！」「きゃーっ！すでにもうかわいい！」

これらはリアルタイム3D超音波検査でおなかの赤ちゃんをごらんになった妊婦さんたちの反応です。なかには感動のあまり涙を流す人すらいます。実は、毎日見ている私自身も、見るたびに「本当にすごいなぁ」と思います。それは、3Dの性能への感動というよりも、妊娠というシステムそのものへの素直な感動です。

子宮のなかで、自発的に動き、音や振動など外からの刺激に反応する胎児を見るにつけ、そこには一人ひとりの赤ちゃんの個性を感じずにはいられません。胎児は小さな赤ちゃんであり、ひとりの独立した個人です。妊娠は、おなかのなかに、お母さんの意志とは関係なく行動する、別の個性が誕生する事ともいえます。このことを、3D映像という分かりやすい形で実感できた方々の反応は、例外なく感動に満ちたものです。

おなかのなかの赤ちゃんを実感できたら、どうか、この貴重な命を大事にしてあげてください。適度な運動を心がけ、食事にも気をくばりましょう。タバコはやめ、お酒は控え、流産や早産をしないように格別の配慮が必要です。無理は禁物です。

どうぞ、おなかの赤ちゃんとともに、かけがえのない妊娠ライフを楽しんでください。

おなかの赤ちゃんの神秘的な脳のプログラム

おなかの赤ちゃんの成長は、受精の瞬間からものすごい勢いで進みます。その先頭に立つのが、すべての司令塔になる"脳"です。

赤ちゃんの脳は、真っ先につくられはじめる

おなかのなかの赤ちゃんが、人間らしい姿になるのに、どのぐらいかかると思いますか。頭と胴、手足がはっきりして、指も分かれ、顔にはまぶた、耳たぶ、唇ができ、鼻が高くなり、顔つきも分かるまでにかかる日数は、およそ50日。妊娠週数にすると、8週目くらいです。

このときの赤ちゃんの大きさ(頭からおしりまでの長さ／頭殿長)は、2㎝程度。ちょっとものさしで、2㎝という長さを確認してみてください。こんなに小さいのに、おなかのなかの赤ちゃんは、すでに赤ちゃんの姿をしているなんて、嘘みたい……と感動してしまいませんか。おなかの赤ちゃんは、まさに驚異のスピードで成長しています。

そんな赤ちゃんのからだのなかでも、とりわけ早い時期からつくられはじめるのが、「脳」です。受精後わずか18日で、脳のもとになるものが現れます。おなかに赤ちゃんが宿ったことに、ほとんどのお母さんが気づかないぐらいの時期です。赤ちゃんの大きさは2㎜ほど。小さな小さな生命体が、

遺伝子のなかに組みこまれたプログラムに基づいて、もう脳をつくりはじめているのです。

脳のもとは、「神経板」という、板のような平べったい形をしています。板のまん中にはくぼみがあり、その両側がしだいに盛り上がってくっつき、管をつくります。これを「神経管」と呼びます。この神経管の前のほうがだんだんふくらんで、くびれができ、脳らしい丸い形になっていきます。

そして、後ろのほうは「脊髄」になります。このような、脳の大まかな形ができ上がるのが、受精後30日（25ページの図を参照）。さきほど述べた、赤ちゃんの姿になる50日ごろには、脳はさらに、大脳、小脳、延髄などに分かれはじめています。

脳がこんなにも早い時期につくられはじめるのはなぜでしょう。それはきっと、脳がからだのあちこちを動かす司令塔だからではないでしょうか。ヒトとして生きていくためには、まず脳がつくられなければならないということだと思います。

脳は、その後妊娠24週ごろには、大脳がさらに前頭葉、側頭葉、後頭葉と細かく分かれ、28週ごろには、脳のしわができはじめます。そして、38週ごろには、大人の脳とほとんど同じ形になります。

このように形づくられていく脳ですが、その内側では、さらに神秘的な変化が起きています。それは、脳が脳としてはたらくためのしくみである、神経細胞の増加とネットワーク化です。

脳はこんなふうにつくられていきます

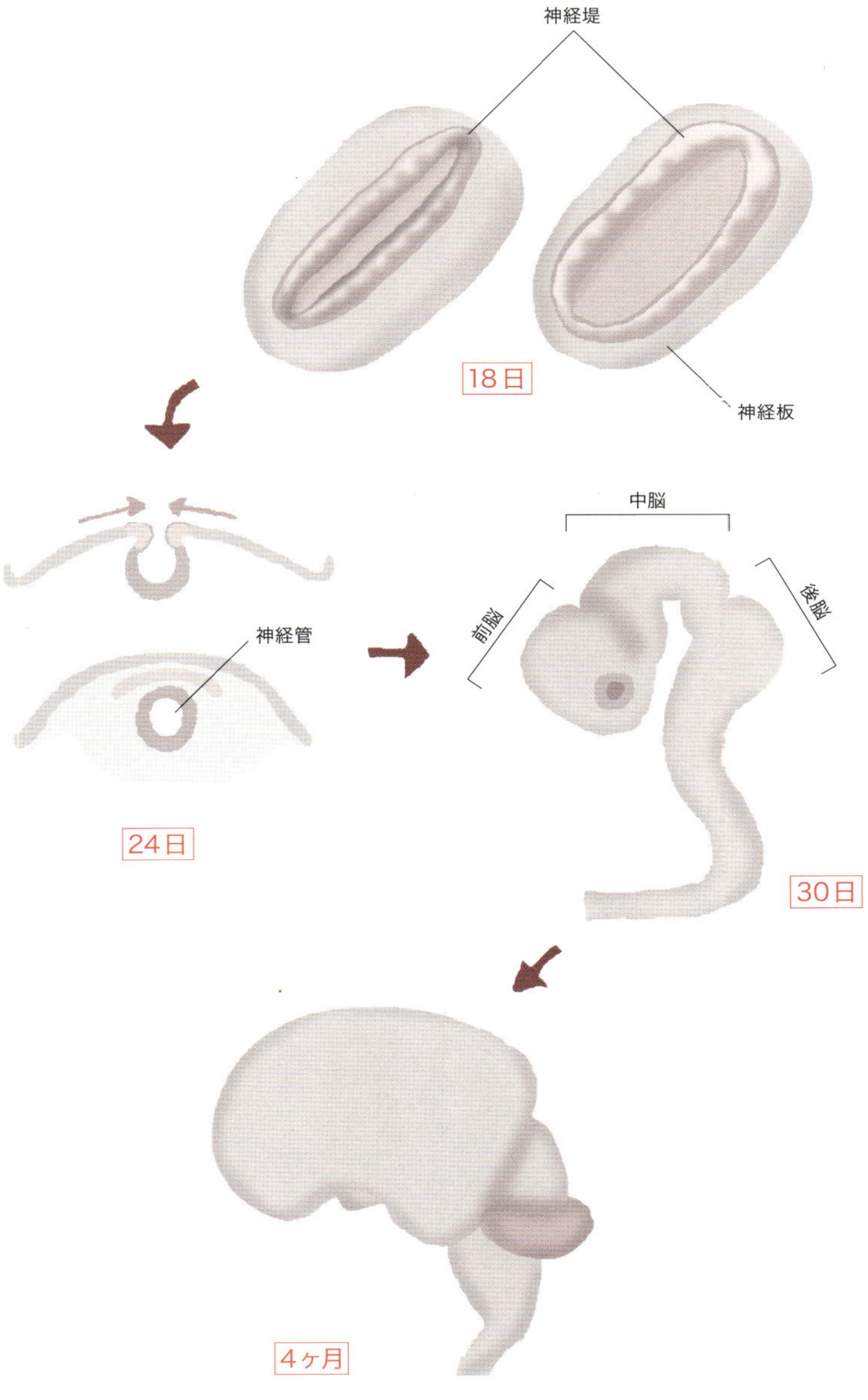

脳がはたらくためのネットワークづくり

脳は、すべての活動の総司令部ですが、指令を出すためには、脳細胞をどんどん増やし、細胞同士が情報を伝え合うネットワークをつくらなければなりません。最近の脳科学の進歩によって、おなかの赤ちゃんの、脳細胞の増え方やネットワークの広げ方が、少しずつ分かってきました。

脳には、脳特有の細胞である、「神経細胞」と「グリア細胞」があります。ものすごく大まかに説明してしまうと、神経細胞が電気を伝える電線で、グリア細胞は、電線が電気を間違って伝えないように支えるはたらきをしている、とイメージしていただくと分かりやすいと思います。

27ページのような図を目にしたことがある方も多いでしょう。これが、神経細胞です。神経細胞本体のまわりには、何本かの長い突起が出ており、神経細胞とこれらの突起を合わせて「ニューロン」と呼びます。大人の脳の大脳新皮質には、およそ140億のニューロンがあり（脳全体では約1000億）、それぞれが複雑に結びつき、からだじゅうのあらゆる器官から伝えられる刺激が伝達されていきます。

ニューロン同士が結びつく場所を「シナプス」と呼びます。シナプスは次のニューロンとぴったりくっついているのではなく、すき間があいており、「神経伝達物質」という化学物質が出されることによって、次のニューロンに刺激が伝わっていきます（27ページの図を参照）。これが脳のなかのネットワークです。

神経細胞のしくみ

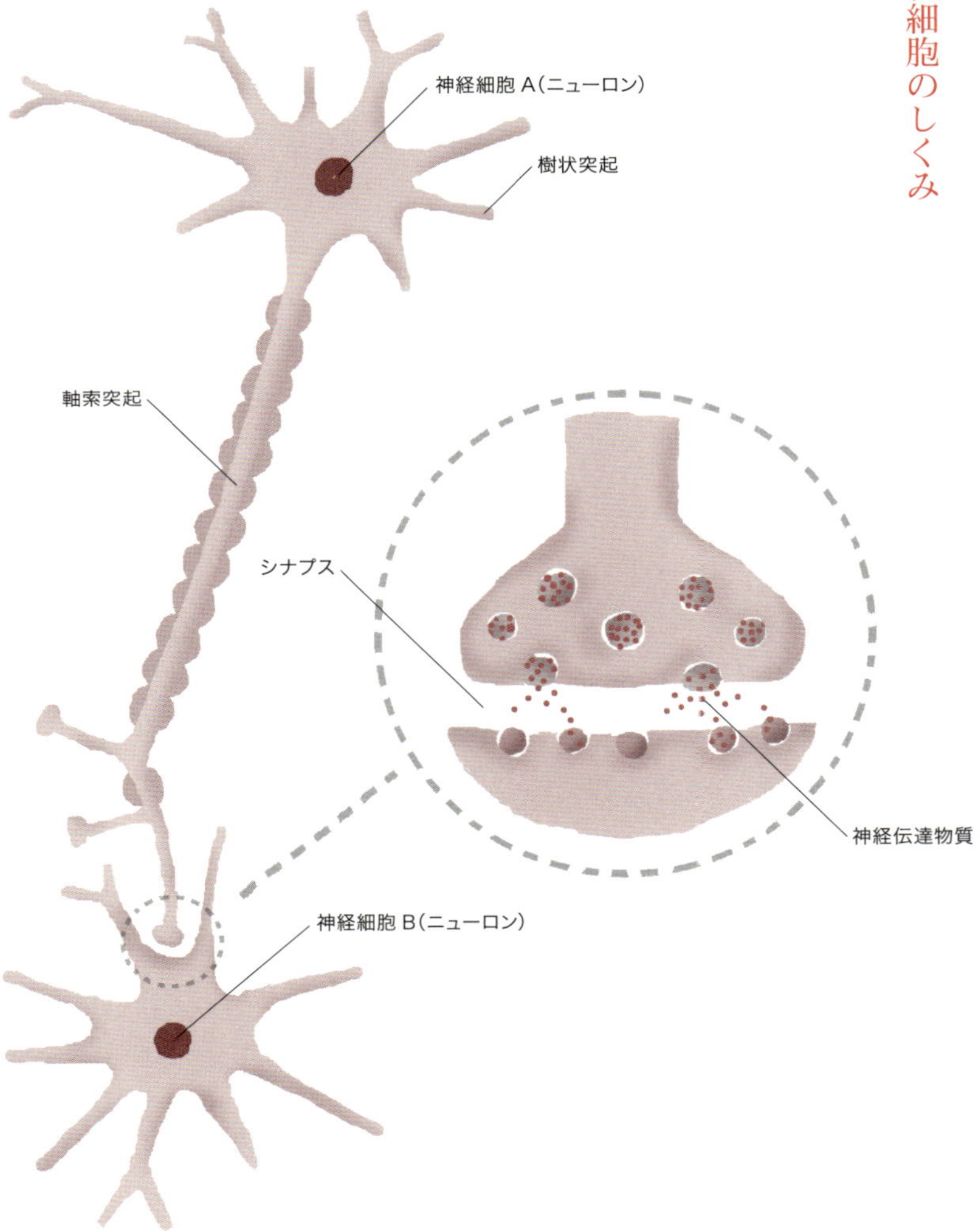

では、おなかの赤ちゃんの脳神経細胞は、どのように増えていくのでしょうか。

赤ちゃんの脳神経細胞の生成は、妊娠5週ぐらいから始まり、早い時期に勢いよく増えていきます。そして、発生した神経細胞は、8週から34週ごろまでのあいだに、脳の中心部分から、蔓《つる》のように脳の表面に向かって伸びていき、指定の場所までくるとそこで止まって、枝葉を広げ、ほかの神経細胞とシナプスをつくっていきます。

これらの神経細胞は、まっすぐに大脳皮質に向かって伸びていくものもあれば、しばらく横に伸びて、ある場所から上に向かっていくものもあります。大脳皮質は6層に分かれていますが、そのどの部分で止まるのかも、それぞれの細胞によって異なります。

こうして、おなかの赤ちゃんの脳神経細胞は、生まれるまでに、基本的な配線ができ上がります。しかし、それらの神経細胞同士のネットワークづくりは、生まれてからもずっと、時間をかけて続けられていくのです。

おなかの赤ちゃんの脳神経細胞は、大人よりたくさん!?

おなかの赤ちゃんの脳神経細胞の生成については、とても不思議なことがあります。それは、神経細胞の数が、大人の脳の神経細胞の数を大幅に上回る数までつくられるということです。そして、やがてそれが少しずつ減っていき、生まれる直前には、大人の脳と同じか、それより少し多い数に落ち着きます。この現象を、「神経細胞の細胞死」といいます。

「どうせ減るのに、なぜ増えるんだろう」という疑問も出てくると思いますが、私はこれも、緻密に計算されたプログラムのひとつではないかと思っています。

つまり、おなかのなかで成長していく際に、何かアクシデントが起こったときの「予備」ではないかと思うのです。現在のところ、何か障がいがあって、脳の一部分が死んでしまったときなどに、残った脳細胞がいろいろなことを代償する、いわば控え選手のような存在ではないかといわれています。

私は、おなかにいるうちに脳に障がいを負った赤ちゃんを診ることも多いのですが、ＭＲＩで見る脳の障害の状態のわりに、実際に赤ちゃんに表れている症状は軽いということがよくあります。脳がほぼ半分死んでしまっているような子ども、大人だったらとても動けないだろうという状態の脳の子どもが、トコトコと走りまわっていることもあります。

総じて、障がいを受ける時期が早ければ早いほど、症状は軽いという傾向があり、そういう子どもを見るにつけ、脳の神経細胞が一時的に増え、それからしだいにいらないものが整理されていくという、脳の神経細胞の細胞死というメカニズムのすごさを感じます。

「細胞死」という、大切な成長段階がある

「細胞死」は、脳以外のところでも起こっています。むしろ、脳の神経細胞以外のところで起こっている細胞死のほうが、早くから知られていました。

そのひとつが、「しっぽ」です。妊娠７週ごろの赤ちゃんには、まだしっぽがあります。このしっぽが消えるのは、その部分の細胞が死んでいくからです。

また、私たちの指が自由に動くのも、細胞死のおかげです。手がつくられはじめたころの赤ちゃんの指は、水かきのようなものでつながっています。それが成長するにつれて消えていき、指は一本一本離れ、指として動きやすくなります。

成長とか発達ということばは、量的にどんどん増えるイメージにつながりやすいですが、実際には、数が増えることだけではなく、細胞が整理されて減っていくこと＝細胞が死んでいくことも、大切な発達の段階なんですね。

神経細胞の細胞死と、男の子、女の子の違いの、不思議な関係

脳の神経細胞の「細胞死」がもたらす意外な影響のひとつに、男の子と女の子の性差への影響があります。もちろん、赤ちゃんが男の子か女の子か、というのは、遺伝子のレベルでは受精した瞬間に決まっています。ここでいう性差とは、脳の性差のことです。

ちなみに、おなかの赤ちゃんは、ごく初期の段階では生殖器に違いがありません。妊娠７週ごろに、男の子のからだに精巣ができ、その精巣が、アンドロゲンという男性ホルモンの合成と分泌を始めます。そして、妊娠14～20週になると、アンドロゲンが大量に分泌されるようになり、男の子の脳が、男の子型につくられていくのだと考えられています。

実は、この時期がちょうど、神経細胞の細胞死が起きる時期にあたります。おなかのなかで浴びるアンドロゲンが、赤ちゃんの脳の神経細胞の細胞死を促進したり抑制したりすることで、男の子と女の子の脳の構造の違いをつくっているというのが、現在の脳科学の考え方です（脳の性分化といいます）。

子どもの遊び方やおもちゃの好みには、どうしても性差が出てきますが、これは育て方の問題だけではなく、おなかのなかにいるうちにつくられる脳の構造の差も影響しているのです。また、この時期に脳が性分化することが、思春期になるとはっきりしてくる男女の機能の違いや、性行動の違いに

もつながってきます。

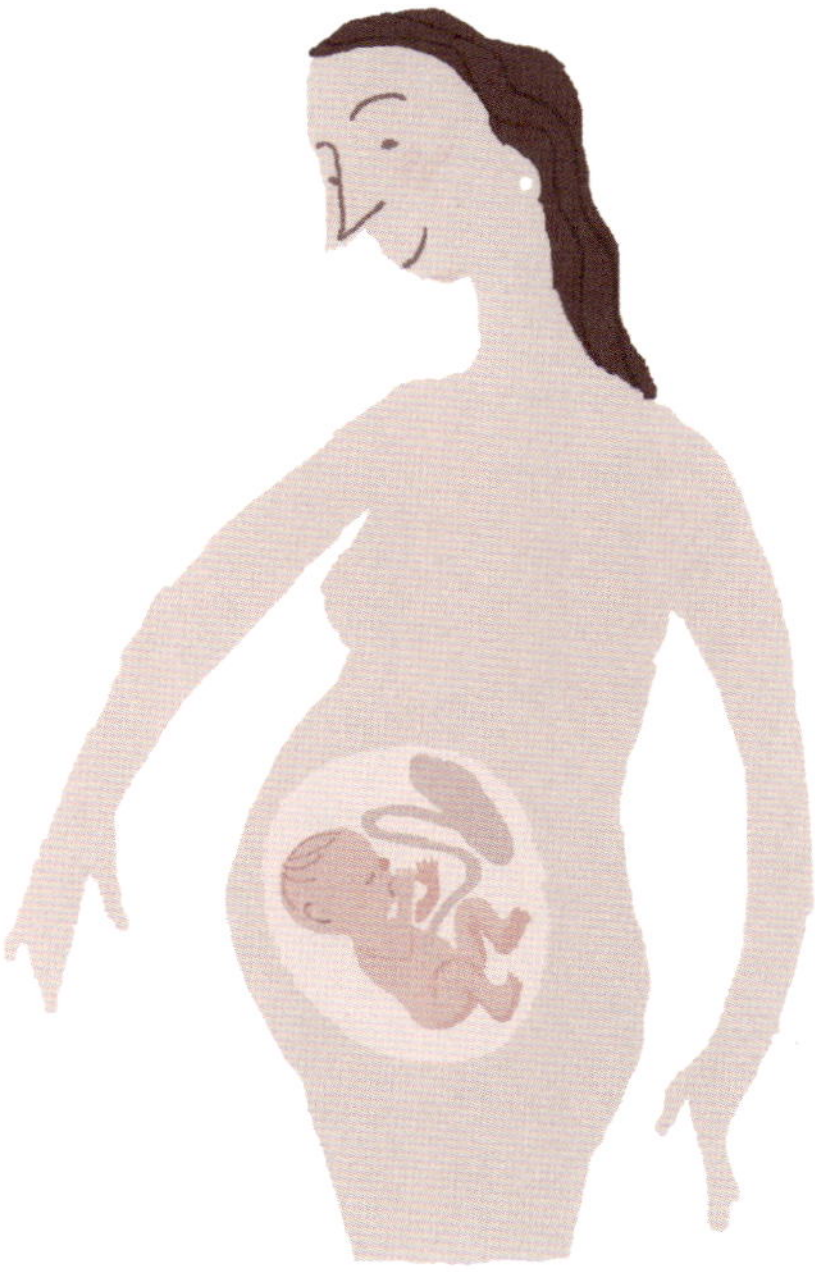

胎児研究の歴史

最初におなかの赤ちゃんに関心をもったのは、当然のことですが、産婦人科医です。19世紀半ばから、胎動が消えてから何時間後に赤ちゃんが死亡するのか、母親への刺激がおなかの赤ちゃんにどのような変化をもたらすのか、といった観察がされるようになりました。

その後、精神科医も胎児期の記憶について調査を行い、そこから、胎教の重要性や、胎児期の環境が生まれてからの赤ちゃんの成長発達に影響を及ぼすという考え方が広く受け入れられるようになりました。同時に、科学的根拠のない思いこみや解釈も氾濫し、多くの母親を惑わすようになった側面もあります。

おなかの赤ちゃんの発達を、脳と行動の関係から科学的に解明していくという発達行動学的な研究は、20世紀後半に始まりました。オランダの発達神経学者プレヒテルは、胎児から乳幼児までの脳と行動の関係の研究の草分け的存在です。

プレヒテルは、大人の印象だけで赤ちゃんの行動が解釈されることが、親を惑わせ新たな弊害を生み出しかねないと考え、仮説を立てて検証することよりも、実際に赤ちゃんを観察することのほうを重視しました。そして、赤ちゃんは外からの刺激があるから神経システムを使って反応し動くことができる、という従来の反射学的考え方を否定し、「赤ちゃんは自発的に動いている」ことを示してみせたのです。

第二章

おなかの赤ちゃんは、毎日どんなふうに過ごしているの？

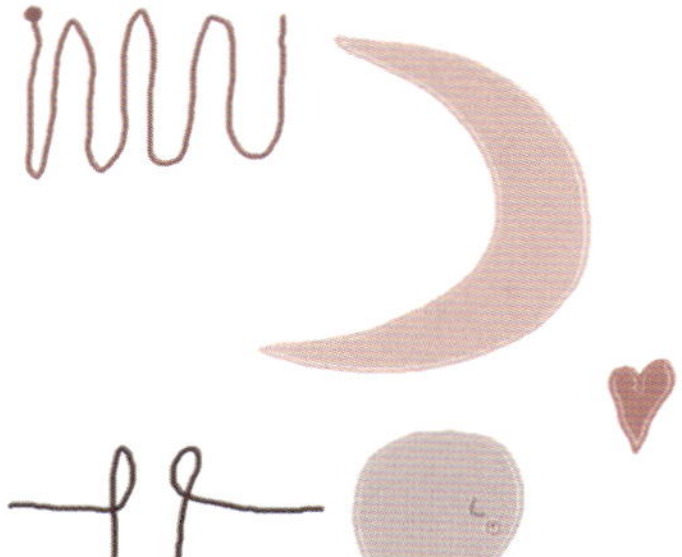

赤ちゃんの睡眠

おなかの赤ちゃんも、寝たり起きたりしている

胎動を感じるようになると、お母さんは、赤ちゃんの動きを感じないときには、「今は寝てるみたい」とか、夜中に赤ちゃんが動きだすと、「あらら、起きちゃったわ」などと、自分流の解釈をして赤ちゃんのようすを想像することが多いようです。

では、本当に赤ちゃんは、おなかのなかで寝たり起きたりしているのでしょうか。

こたえはＹｅｓです。ただ、そのリズムは私たちの睡眠のパターンとはちょっと違うようです。

そもそも、どうやっておなかの赤ちゃんが寝ているか起きているかを判断できるのか、不思議に思われる方もいると思います。「眠っている」状態については、目の運動、呼吸、心拍などによって、レム睡眠（浅い眠り）とノンレム睡眠（深い眠り）のそれぞれの学問的な定義があります。ところが、おなかの赤ちゃんは、この定義どおりにはならないので、私たち研究者のあいだでも、その判断は長いあいだとても難しいものでした。

でも、おなかの赤ちゃんが、目をあけたりとじたりしていることは分かっていますし、胎動も、動いているときと止まっているときがあることも明らかです。そこで、九州大学医学部産婦人科の中野仁雄教授のグループが、超音波断層装置というものを使って、おなかの赤ちゃんの目（眼球）の動きと昼の動きを観察することで、睡眠の不思議の解明を試みました。

その結果、眼球の動きは、妊娠14週ごろから出始めるけれど、当初その動きは散発的であること、

それが24週ごろには、ひんぱんに動くようになり、30週ごろには、眼球が動く時間と動かない時間の区別がはっきりしてくることが分かりました。さらに、動いている時間と動かない時間、それぞれの持続時間はどんどん長くなっていき、37週以降はあまり変わらないことも分かりました。

また、生まれたばかりの赤ちゃんは、ノンレム睡眠のときにかぎって規則的に口をくちゅくちゅ動かしますが、おなかの赤ちゃんも、妊娠35週ごろからこの動きが出てくることも分かりました。さらに、おなかの赤ちゃんの瞳孔の大きさを超音波で測定するというとても大変な研究の結果、妊娠36週ごろの赤ちゃんでは、瞳孔が開いた状態と絞られた状態の両方が確認でき、おなかの赤ちゃんがしっかりと目覚めている時期があることも証明されました。

これらによって、おなかの赤ちゃんは、妊娠30週ごろから睡眠のリズムができ始め、37週ごろまでに、新生児の睡眠リズムと同じようなリズムができ上がるということが分かったのです。

赤ちゃんの運動

赤ちゃんは、お母さんが気づくずっと前から動いている

おなかの赤ちゃんの動きに初めて気づいたときの感動は、お母さんになる女性しか経験できません。はたで見ているしかない男親にとっては、なんともうらやましいかぎりです。産婦人科医に聞くと、定期健診で「いつから胎動を感じるようになるか」とか「これは胎動なのかどうなのか」といった質問はとても多いようですから、「初めての胎動」への関心は高いようです。

では、その胎動にいつごろ気づくかということですが、これは個人差があり、いつごろからと一概にはいえません。妊娠16週ごろから感じたという人もいれば、20週とか22週ごろまではっきり分からない人もいます。初めて妊娠する人にとっては、そもそも胎動とはどんな感覚か分からないのですから、当然といえば当然のことです。

実は、おなかの赤ちゃんは、お母さんが気づくずっと前から動いています。妊娠8週、ようやく頭、胴、手足に分かれ、人間らしい姿になったころから、もう手足を動かしはじめています。しかし、その動きはまだ、お母さんには伝わりません。赤ちゃんがもっと大きくなり、子宮の壁を足でけるような大きな動きをするようになって、「あ、動いた」と感じられるようになるのです。

妊娠8週というと、先ほど述べた脳の形成段階でいうと、まだ神経細胞の生成が始まってまもないころで、神経細胞の生成もネットワーク化もこれから始まる、という段階です。それなのに、なぜ動くことができるのでしょうか。これは、今のところ解明されていない、おなかの赤ちゃんの神秘のひとつです。

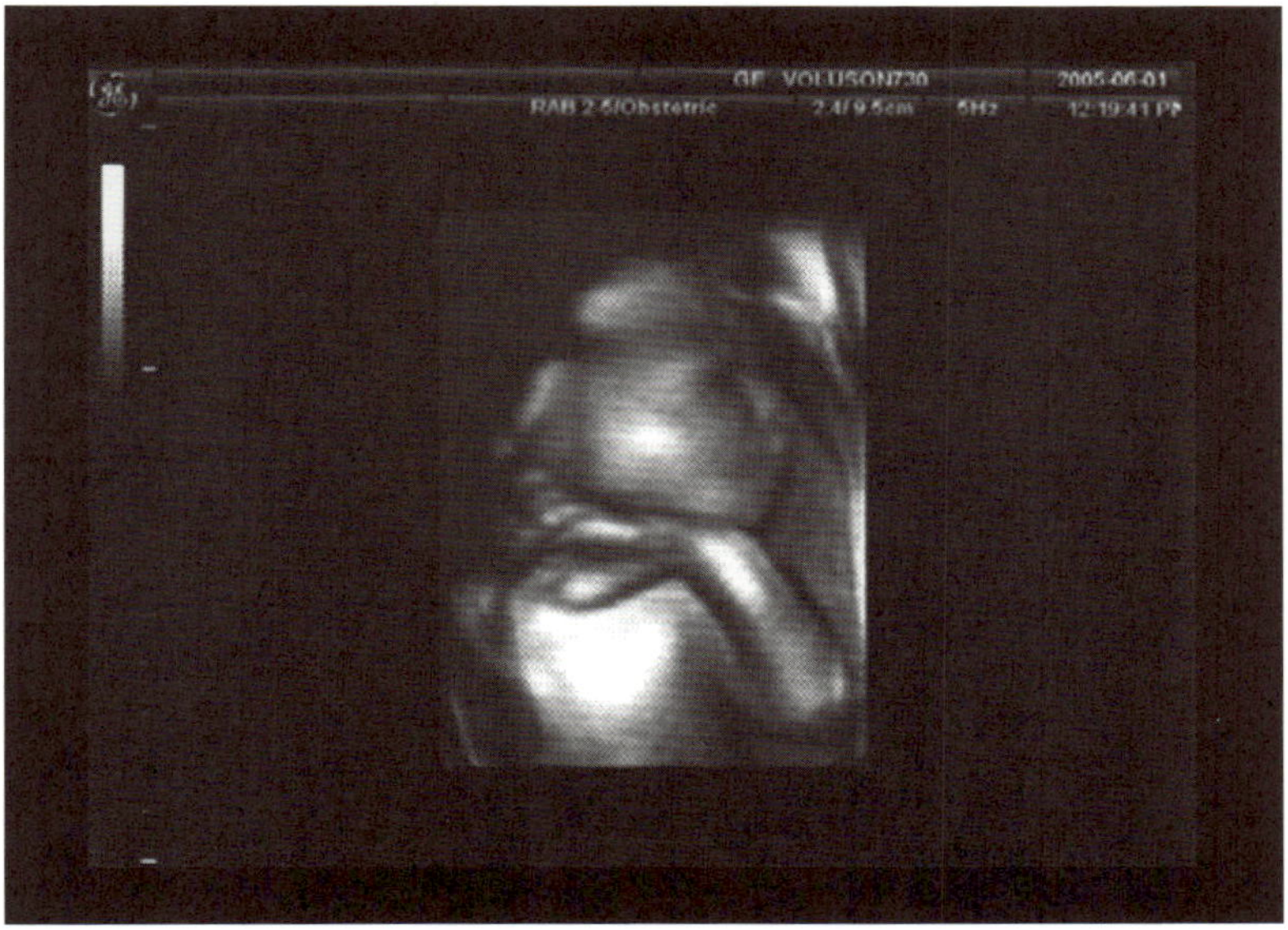

動きはますます活発に

妊娠24週の赤ちゃんです。今にも、伸びをしそうなようすですね。手足を伸ばしたり、向きを変えたりする大きな動きは、お母さんにしっかり伝わるころです。まぶたの下では眼球の動きもひんぱんになり、そろそろまぶたの開閉もできるようになります。

赤ちゃんは、こんなところも動かしている

おなかの赤ちゃんが大きくなってくると、胎動は外から見てもはっきりと目で見えるぐらいになります。妊娠経験者のお母さんに話を聞くと、赤ちゃんの動きに応じて、お母さんのおなかが変形したり、寝ているあいだに胃袋をけられてびっくりしたとか、赤ちゃんがお母さんの肋骨をけってしまって、あわてて足をひっこめたなどという話が、次々に出てきます。

でも、お母さんが感じる赤ちゃんの動きは、おなかの赤ちゃんの動きの、ほんの一部にすぎません。お母さんには伝わりませんが、おなかの赤ちゃんは、目を動かしたり、向きを変えたり、自分のからだをさわったりと、とてもたくさんの動きをしています。

目の動きは、先ほども述べましたが、妊娠14週ごろから出始めます。また、とじていたまぶたが開くのは、24～25週ごろで、それから先は、まぶたをあけたりとじたりする動きも出てきます。

からだの向きも、子宮の大きさに比べて赤ちゃんが小さく、スペースに余裕のあるうちは、ひんぱんに変えているようです。超音波診断装置で観察していると、赤ちゃんが子宮のなかで、自由に動いているようすを観察できることがあります。そのようすを見ていると、赤ちゃんはきちんと自分の居ごこちのよい状態を自分で選んで、動いているのだということが分かります。

赤ちゃんの向きといえば、おなかの赤ちゃんにも向き癖があるようです。妊娠中の定期健診では、週数に合わせて何回か、超音波診断や、巻頭で見ていただいたような3D画像装置で、赤ちゃんを見たり写真を撮ったりすることがあると思います。そのときに、いつもカメラ目線でお顔が見える赤ちゃんと、いつも向こうを向いている赤ちゃんがいるようです。あとから述べますが、おなかの赤ちゃんの顔の向き癖は、利き手にも関係するのではないかという推論もあります。

待ちに待った超音波診断の日だというのに、赤ちゃんは背中を向けて、カメラのほうに顔を向けてくれない……となると、お母さんとしてはがっかりする気持ちはとてもよく分かりますが、これも赤ちゃんが、自分で快適な姿勢や向きを選んでいる結果なのだと考えて、あきらめていただくしかないと思います。

手足の動きは、さらにバラエティーに富んでいます。お母さんに伝わりやすいのは、伸びをするように足を伸ばしたり、胎盤をけるような大きな動きですが、それ以外にも、赤ちゃんはさまざまな動きをしています。また、口や胸なども動いています。しかも、それらの動きは、勝手気ままな動きではなく、生まれてから必要な動きのための準備運動なのです。次の項では、そのことについて述べていきたいと思います。

おなかの赤ちゃんは、とても努力家

おなかの赤ちゃんは、着々と「生まれる日」に向けての準備をしています。そういう意味で、とても努力家だし、おなかのなかでも、なかなか忙しい毎日を送っているともいえますね。

＊あくびもしゃっくりも、呼吸をするための準備運動＊

生まれて最初に必要な運動は、なんといっても肺呼吸ですが、おなかの赤ちゃんは、妊娠15週くらいから、胸をふくらませたり、しぼませたりするような動きをしています。まるで呼吸をしているかのような動きなので、「呼吸様運動」と呼ばれています。この運動は、お母さんの血液のなかの酸素濃度と関係することも分かっています。

また、呼吸の運動と関係があると思われるものに、「あくび」があります。羊水のなかにいるのに、どうしてあくびをするのか、その意味するところは、まだ分かっていませんが、一説には、あくびによって肺胞のなかにサーファクタントという界面活性剤のようなものを広げているのではないかといわれています。この物質があるので、ヒトの肺胞は空気を出してもペシャンコにならないのです。

さらに、おなかの赤ちゃんは、しゃっくりもよくしています。どういうときにしゃっくりをするのかは分かっていませんが、しゃっくりは、肺の下部にある横隔膜のけいれんによって起きるもので、ここは息を吸うとき吐くときに、必ず上下している、呼吸には欠かせない部分です。ですから赤ちゃんは、おなかにいるうちから、しゃっくりによって、横隔膜を鍛えているのだと考えられています。

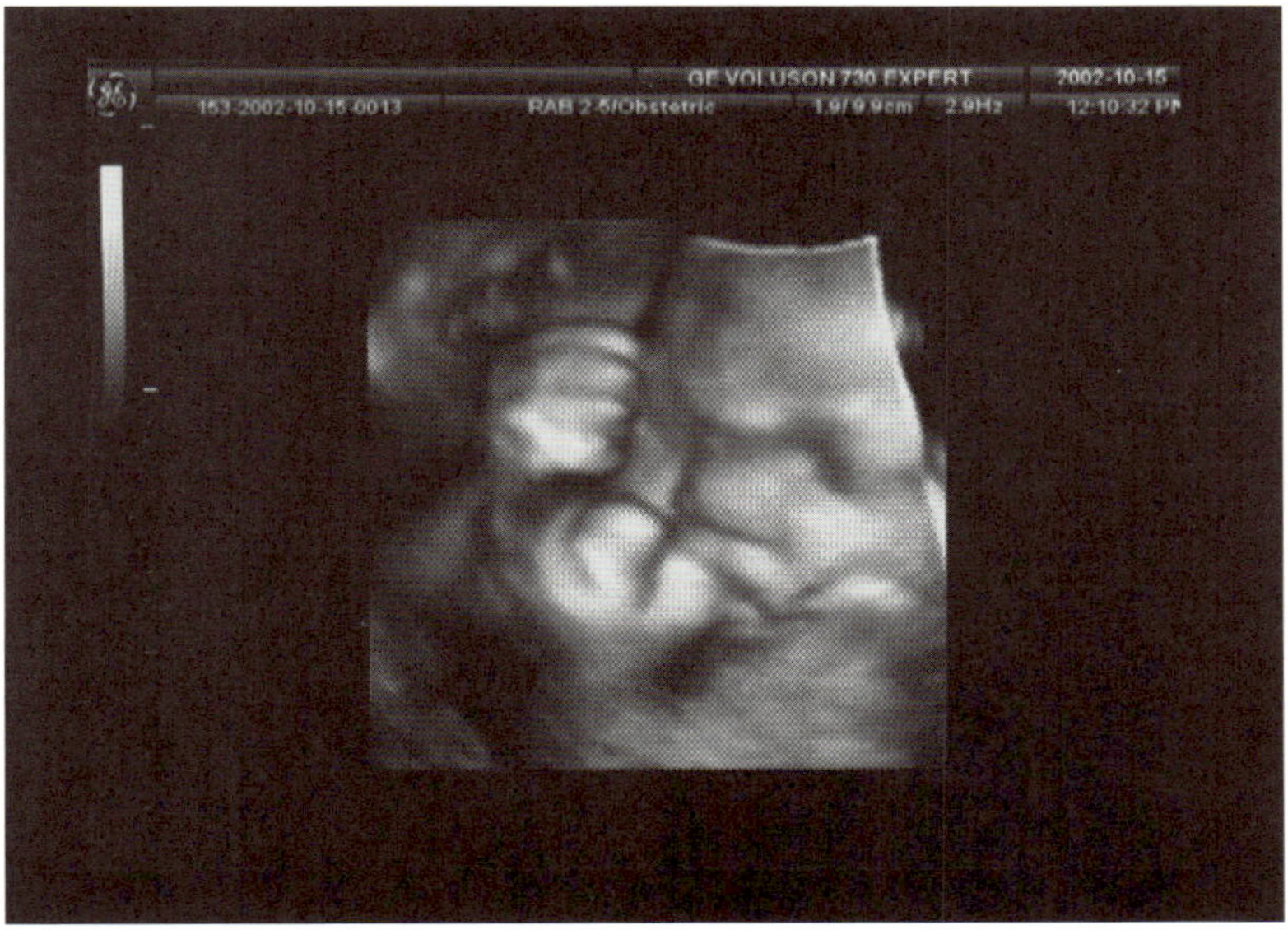

”自分“確認中

妊娠32週の赤ちゃんです。握った左手の親指が、しっかりお口に入っているのが見えますね。指しゃぶりをしているとき、もう片方の手では、さかんに自分の顔をさわっている赤ちゃんが多いです。

＊指しゃぶりは自分を知るため？＊

生まれてからの赤ちゃんが、呼吸の次に必要になるのが、おっぱいを飲むという運動ですが、これもおなかの赤ちゃんはさかんに練習しています。

妊娠11週ごろから、赤ちゃんのあごが動き、口で何かをすすりあげるようなしぐさをするようになります。さらに13週ごろになると、もっとはっきりと、口をもぐもぐと動かすしぐさが見られるようになります。そして同じころ、自分を確認するような指しゃぶりも始まります。

おなかの赤ちゃんが指しゃぶりをするようすは、超音波診断装置でもはっきりととらえることができます。最初にそのようすを発表したのは、オランダのデ・フリースという人ですが、彼は、妊娠15週の赤ちゃんが指しゃぶりをしていることを確認しました。指しゃぶりといっても、指をくわえて吸うのではなく、握りこぶし全体を口にもっていって、なめる動きをしています。

そしてこの指しゃぶり、どうやら先ほど述べた、赤ちゃんの顔の向き癖と関係しているようです。おなかの赤ちゃんは、顔を向けたほうの手しかしゃぶりません。いっぽう、出産予定日よりも早く生まれた保育器の赤ちゃんでも、赤ちゃんは顔を向けたほうの手をしゃぶるということ、出産予定日前の赤ちゃんでも、すでに手の運動には左右の差があり、その動きは顔の向きと一致しているということが分かりました(福井医科大学での研究です)。この二つの事実を総合すると、おなかの赤ちゃんが、顔を向けてしゃぶっているほうの手が、利き手の始まりではないか、という推論ができるのです。もちろん、利き手の決定には、遺伝的な要素もありますし、最終的に決定するのは4～5歳だという説もありますから、おなかのなかでの向きだけですべてが決まるということではありませんが。

＊"自分"の存在を、さわって確認している＊

おなかの赤ちゃんは、よく自分をさわっています。顔をさわったり、おなかや手をさわったり。からだをさわる運動は、自分を認知する運動だと考えられています。

人間には、味覚、聴覚、嗅覚、視覚、触覚という五感が備わっていますが、このなかで、最も早く身につくのが触覚で、妊娠8週ごろには、すでに皮膚感覚が生じているといわれています。赤ちゃんは、その感覚を使って、自分という存在を確認しているように思えます。

指しゃぶりも、自分の手が顔に触れ、口に触れたことをきっかけにして起こる、自己認知の行動でもあると思います。さらに指に与えられる刺激は、大脳の発達とも深く関係していることが分かっていますから、赤ちゃんはおなかにいるうちから、自分で自分の発達を促す行動をとっているともいえます。

また、おなかの赤ちゃんは、子宮の壁をさわってお母さんを(というか、自分のいる場所を)確認しているようすもうかがえます。

触覚は、赤ちゃんが自分の存在や周囲のようすを知る、とても大切な情報源です。それは、生まれてまもない赤ちゃんの行動によってもよく分かりますが、そのことについては、第四章で詳しくお話ししたいと思います。

＊おなかのなかでも、はいはい、あんよの練習＊

おなかの赤ちゃんの手足の動きで、とても不思議で驚かされることは、すでにはいはいやあんよのような動きを繰り返している、ということです。妊娠15週ごろになると、子宮の壁に手がさわった拍子などに、はいはいのように、手と足をせっせと動かすような運動をします。また、妊娠32週ごろになると、今度は何かの刺激で、まるで歩行のような足の運動をするのです。生まれてから、はいはいができるようになるまでに、およそ8か月、歩けるようになるまでには、1年の月日が必要です。でも、赤ちゃんはおなかにいるときから、そのときのための練習をしているのです。

このように、おなかのなかで現れていた動きがいったん消え、生まれてしばらくしてから同じような動きが出てくることを、発達のU字現象（45ページのグラフを参照）と呼んでいます。最初に現れた動きは、本能的な運動ですが、それが一度消え、次に現れたときには、赤ちゃんの意思や目的がはっきりと存在する運動になっているのです。

羊水に浮かんだ子宮のなかの狭い世界にいるのと、重力があり、自分の体重をすべて自分で支えなければならない世界とではあまりに環境が違います。そのため、赤ちゃんはいったん、はいはいやあんよをするという動きを封印し、首すわりから順に自分のからだの発達のプログラムを着実に実行し、準備ができた段階で、再びスイッチを入れるのかもしれません。

こうやって、ひとつずつ赤ちゃんの動きの意味を考えていくと、赤ちゃんに備わった「自分で育っていく力」のすごさをあらためて感じてしまいます。

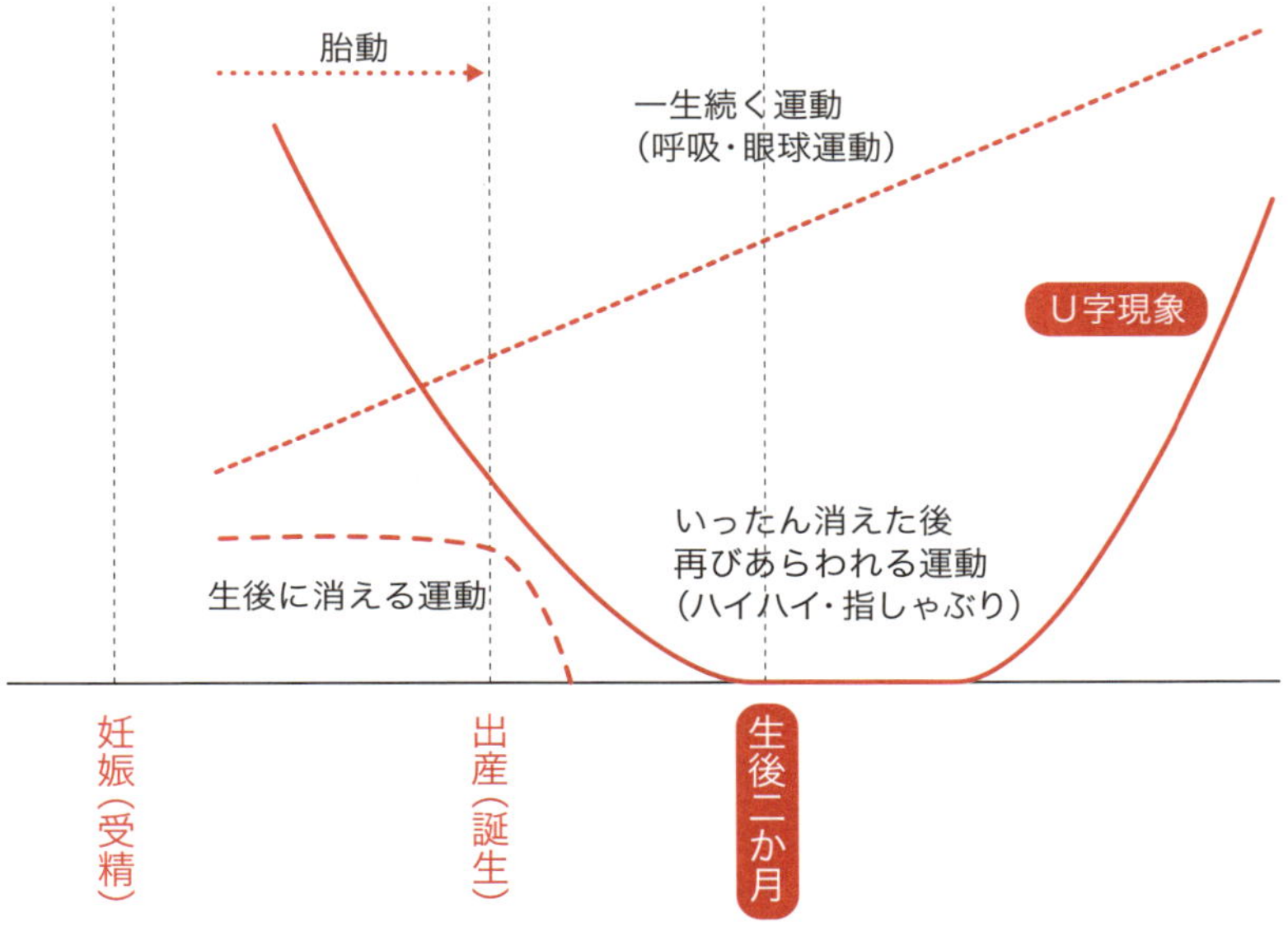

発達のU字現象

おなかのなかの動きは、生まれてからもずっと続く動き（呼吸など）、生まれてしばらくすると消える動き（驚愕反射など）とともに、生まれてからいったん消え、しばらくしてから再びあらわれる動き（指しゃぶり、はいはいなど）があります。

胎動が教えてくれる、赤ちゃんの体調

胎動の観察は、おなかの赤ちゃんの成長発達の不思議を解明するうえで、さまざまなことを教えてくれます。同時に、赤ちゃんに何かアクシデントがあった場合にも、胎動の変化として表れることがあります。

たとえば、無脳児という重い障がいをもった赤ちゃんの胎動は、通常の赤ちゃんとはかなり異なる動きのパターンになることが分かっています。また、九州大学医学部産婦人科の堀本直幹先生の研究グループは、おなかのなかで呼吸様運動に異常が見られた赤ちゃん3人に、脳(脳幹)の異常があったことをつきとめています。

このように書くと、不安になってしまう方がいるかもしれませんが、胎動の観察は、赤ちゃんのからだになんらかの異常な事態が起きていることを早期に発見し、おなかにいるうちから治療や手術をしたり、より安全な分娩のための時期や方法を決めたりするために、とても大切な情報になりうるものです。実際に、おなかの赤ちゃんに対して、水頭症や横隔膜ヘルニアの手術は、すでに行われています。

胎動の摩訶不思議

胎動の研究が進むにつれて、おなかの赤ちゃんのようすがいろいろと分かってきました。しかし最も根本のところで、どうしても解けない謎があります。

そのひとつは、おなかの赤ちゃんの脳の発達と胎動との関係です。胎動が始まるのは、わずか妊娠8週ごろ。頭のなかの神経管が、大脳、中脳、小脳に分かれる前のことで、わずかに脊髄の一部で、シナプスの形成が始まっている段階です。こんなに未熟な神経組織なのに、赤ちゃんの全身運動が始まっているのは、とても不思議なことです。

このように、おなかの赤ちゃんの動きがいきなり全身運動として現れることは、発達の視点からも非常に不思議です。赤ちゃんの発達は原則として中心から末端へと進みます。まず首がすわり、手が動くようになり、寝返りをうち、おすわりをし、立つことができるというように、順を追って発達していきます。しかし、おなかの赤ちゃんは、最初から全身を使って動いているのです。

しかも、この運動は、外からの刺激に対してではなく、「自発的なもの」＝赤ちゃんが自分で動いているということ、そして生まれたあとの運動とも密接に関係しているという点で、これまでの発達行動学の理論をくつがえすほどの発見でした。

おなかの赤ちゃんの動きは、これからも、人間の発達を考えるうえでの、大きなヒントになると思います。

赤ちゃんの食事、排泄

赤ちゃんは、羊水を飲んでおしっこもしている

おなかの赤ちゃんが発育するための栄養は、胎盤を通じてお母さんから受け取っています。なので、赤ちゃんにとっての食事は、お母さんの血液のなかの栄養を吸収することなのですが、赤ちゃんはそれとは別に、生まれてからのために、口を使って食事をする練習もしています。

ひとつは、胎動のところで述べた、おっぱいを吸うような動作です。妊娠13週ごろには、あごを開閉させ、何かをすすりあげるような動作をします（「吸啜《きゅうてつ》運動」といいます）。さらに、14～15週には、実際に羊水を口に入れて、それをごくんと飲みこむ練習も始めます（「嚥下《えんげ》運動」といいます）。この嚥下運動と連動して、口をくちゅくちゅと動かす動作も見られるようになります。

このように、出生直後からお母さんのおっぱいをうまく吸って飲みこむための準備に余念のない赤ちゃん。誰に教えてもらわなくても、生まれてすぐにおっぱいが飲めることも、おなかのなかでの毎日の練習のたまものなんですね。

それだけでなく、おなかの赤ちゃんは、練習として飲んだ羊水を、きちんと排泄もしていることが確かめられています。おしっこは、からだのなかに老廃物がたまらないようにするための、人間が生きていくうえで欠かせない大切な行為。腎臓の機能は妊娠20週ごろにはかなり整っています。

おしっこをした羊水を飲んで大丈夫なの？という疑問をもたれた方もいるでしょうが、まったく問題ありません。赤ちゃんは、飲んだ羊水を腸で漉《こ》したあとに腎臓でろ過するというはたらきが、ち

ゃんとできるようになっています。

赤ちゃんのおしっこに関しては、おもしろいことがあります。それは、おなかの赤ちゃんがおしっこをするのは、いつも泣いたときであることが分かったのです。おなかのなかでも泣いているの？ということについては、次項でお話ししますが、泣くときに腹圧がかかっておしっこが出てしまうというのは、生まれた赤ちゃんも同じですから、このころからずっと続いていることなんですね。

さて、おしっこといえば当然連想されるのがうんちですが、うんちもおなかにいるあいだに赤ちゃんの腸でつくられています。しかしそれが羊水のなかに排泄されることはなく、生まれて授乳を始めてから排泄されます。しかし、血中酸素濃度が不足しているなど、おなかの赤ちゃんにストレスがかかった場合、羊水のなかで胎便を排泄してしまうことが、まれにあります。その羊水を吸いこんでしまうと、出生後に肺の病気につながることがあります。

おなかのなかですでに味覚が育っている

おなかの赤ちゃんは、けっこうグルメです。味覚を感じる味蕾《みらい》は、妊娠7週ごろから、舌にできてきます。味を感じるには、脳の機能が発達するのを待たなければなりませんが、それも妊娠20週ごろには整ってきて、味を感じることができるようになります。

これが分かったのは、羊水に味をつけてみるという実験からです。妊娠中のお母さんのおなかに細い管のようなものを入れ、その管を通して、羊水に味をつけるのです。

その結果、おなかの赤ちゃんは、甘い味をつけるとよく飲み、苦い味をつけると飲まないだけでなく、苦そうな表情まですることが分かりました。また、塩味に関しては、あまり反応しないということも分かりました。なぜなら、羊水というのはお母さんの体液。ほんのわずかですが、塩味が入っているからでしょう。

　私たちには、それぞれに味の好みがあって、辛党がいたり甘党がいたり、子どものころには食べられなかった苦い食べ物が、ある時期からおいしいと感じられるようになったり、十人十色の好き嫌いを持っています。しかし、赤ちゃんに関しては、みな同じで、甘いものを好み、苦いものを嫌います。

　私が考えるに、これは人間に備わった本能的な能力ではないかと思います。元来、甘いものはカロリーが高いので、エネルギー源として必要なものです。いっぽう苦みは、おおむね害のあるものに含まれています。おなかの赤ちゃんは、本能的な「危険予知能力」によって、味を感じ分けていると考えると、合点がいくように思えるのですが、いかがでしょうか。

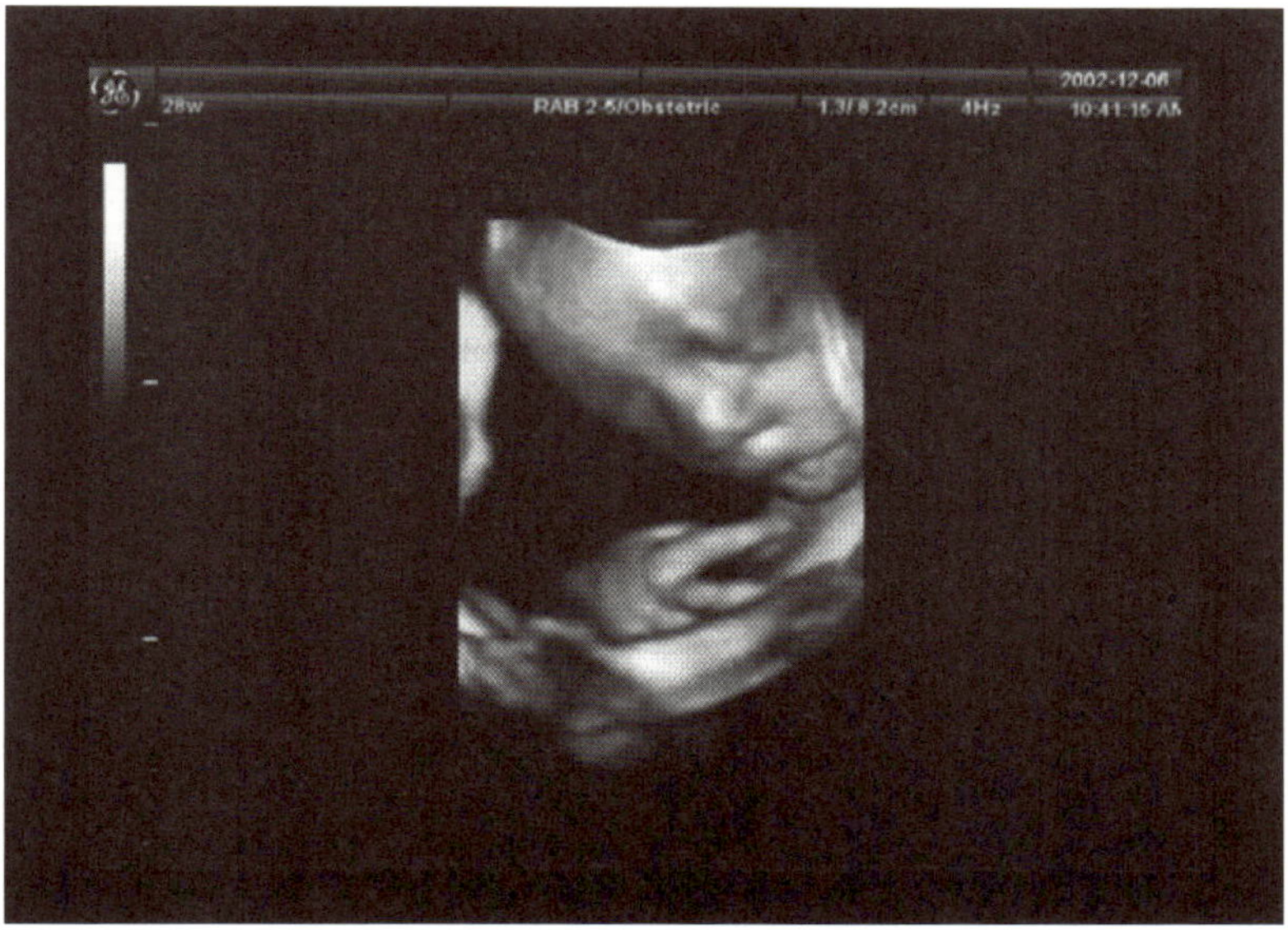

羊水のお味はいかが⁉

妊娠28週の赤ちゃんです。ちょっと口をあけて、羊水をすすりあげているようにも見えますね。右手の指を口元にもっていこうとしているようすも分かります。

赤ちゃんのご機嫌

おなかの赤ちゃんも泣く？ 笑う？

おなかの赤ちゃんのようすを、3D画像で見られるようになり、赤ちゃんが実にさまざまな表情をしていることが、はっきりと確認できるようになりました。

一つには、親が最も見たいと望む、笑顔です。生まれてまもない赤ちゃんも、ふとほほえんだ表情を見せてくれることがありますが（「新生児微笑（生理的微笑）」といいます）、この表情、実はおなかのなかにいるときから表れています。

この笑顔は、多くはレム睡眠のときに見られ、楽しいとかうれしいといった、積極的な感情があるわけではありません。だからといって、これは笑顔ではなく、たまたま筋肉が緩んでそういう表情になったのだ、などという無粋なこともいいたくありません。これは、「笑い」というものを、どう定義するかの問題です。本人が楽しい、うれしいと思っているときだけが「笑い」かといったら、そんなに狭義のものではないでしょう。おなかの赤ちゃんのほほえみの表情も、基本的には「笑い」なのだと考えていいのではないでしょうか。

おなかのなかでは、笑顔だけでなく、泣き顔も見られます。もちろん、羊水のなかにいるわけですから、声を出して泣けるわけではありませんが、いかにも泣いているような表情をします。泣き顔と同時に、よくおしっこもしています。このあたり、新生児とほとんど変わりのないようすがすでに見られます。また、ちょっと不快そうな、苦々しい表情をすることもあります。

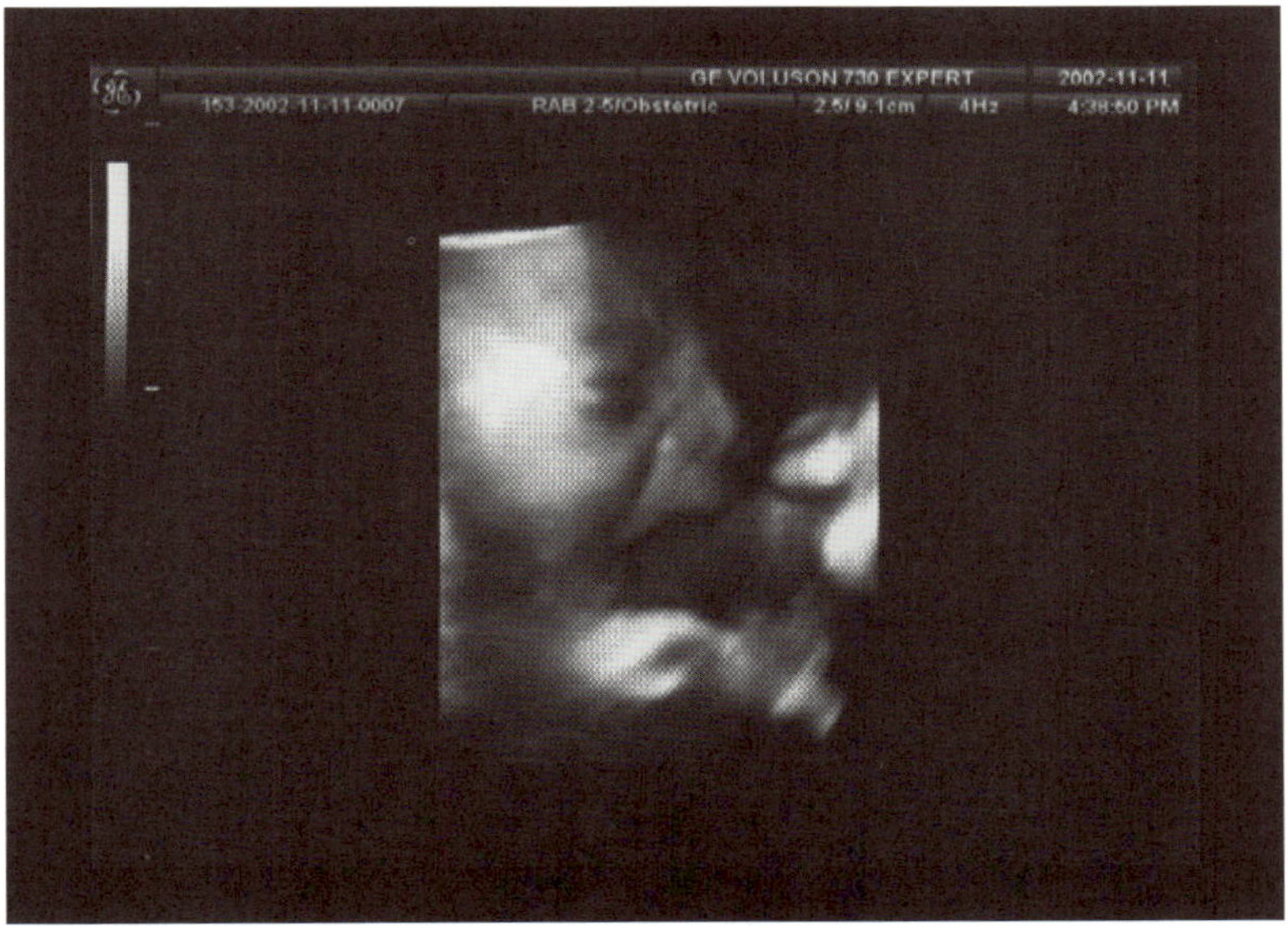

あらら〜、どうしたの？

妊娠32週の赤ちゃんです。大きなお口をあけて泣いている表情を見事にとらえた瞬間の写真です。まだおなかのなかにいるとは思えないほどの豊かな表情！　泣いてまわりの大人に訴える準備は、すでに整っているようです。

おなかの赤ちゃんにも、さまざまな表情があるということは、予定日より早く生まれた赤ちゃんを観察していると、さらによく分かります。

たとえば、妊娠26週ごろに生まれた赤ちゃんには、満期産で生まれた赤ちゃんと変わらないほほえみが見られます。泣き顔に関しては、表情だけでなく、声を出して泣ける能力が、34週ごろには備わることも分かりました。なぜかというと、早産児は、そのころになると、注射をされると声を出して泣くからです。ということは、おなかのなかにいるうちから、泣く準備は整っているということになります。

おなかの赤ちゃんにも「感情」がある……は本当？

おなかの赤ちゃんが、いろいろな表情をすることができる、ということは分かりました。では、おなかの赤ちゃんにも、感情はあるのでしょうか。その疑問に答えるのは、かんたんなことではありません。

そもそも、感情というのは何なのでしょうか。おなかの赤ちゃんは、20週ごろには、五感がかなりはたらいています。音が聞こえ、皮膚感覚も備わり、味も分かります。その五感からの刺激には、不快なものもあるでしょう。それを感じ取ることを「感情」に含めるなら、おなかの赤ちゃんは、すでに感情をもっているといってよいと思います。

前の項で、羊水に苦みをつけた実験で、赤ちゃんは羊水を飲まなくなるだけでなく、苦そうな顔もすると書きましたが、これもよく考えると、感情表現ととれなくもありません。舌で感じた不快と顔の表情とが、すでに連動している、ということになるからです。

早産児が、注射をされると泣く、というのも、赤ちゃんはおなかにいるうちから、痛いという感覚をすでに身につけていて、痛いこと＝不快なことをされるということに対して、拒否の気持ちを表せるだけの能力があるという解釈もできるのです。

さらに、生まれたばかりの赤ちゃんのほほえみについても、従来の「何の意味も感情もない」という定説に疑問をもち、もっと積極的な意味をもっているのではないか、と考える人も増えてきました。私も、新生児微笑には、自分の感情表現というよりは、お母さんやまわりの大人からの積極的なかかわりを引き出す本能的な手段としての、赤ちゃんからの大きなはたらきかけ、という意味があるのではないか、と考えているクチです。

おなかの赤ちゃんの感情については、まだはっきりとした結論は出ていませんが、お母さんと同体でありながら、すでに「一心同体」ではなく、まったく別の一人の人間として、しっかりと自分の人生を歩み始めていると考えるのもいいのではないかと思います。

おなかのなかの記憶をもった子どもがいるというけれど…

おなかの赤ちゃんの感情とともに、最近になり注目されているのが、おなかの赤ちゃんの意識はいつごろから芽生えるのかということです。

意識や記憶に関連して興味深いのは、2～3歳ぐらいの子どものなかに、生まれる前のことを覚えている、という子どもがいることです。ある調査によると、30％の子どもが、なんらかの胎内記憶を語ることができた、という結果も出ています。

ただし、その話の多くが「暗くて狭かった」「温かかった」「声が聞こえた」という、一定のイメージにかたよっていることに、私は少々不自然さを感じています。もちろん、そのことだけで、おなかのなかの記憶があるという話を否定するつもりはありません。なによりも子ども本人が覚えているといっているのですから、それを無下に否定することはできないでしょう。

しかし、赤ちゃんがおなかのなかでなんらかの認識をしているものなのか、さらにそれが、その時点ではまだ知らない「ことば」によって記憶され、2年も3年もたってから言語化して説明できるのか、というところの疑問は残ります。また、おなかのなかの記憶を、生まれてから2年も3年も覚えていられるというのは、現在明らかになっている子どもの発達から考えれば、ありえないというほかありません。

私たち大人が学習するときに使うといわれている大脳新皮質は、生まれたばかりの赤ちゃんは、ほとんどの部分が未完成です。しかし、大脳新皮質だけが人間の学習に関係しているかといわれると、現段階では不明な部分もたくさん残っています。まして、赤ちゃんの脳のはたらきに関しては、明らかになったことはほんのわずかで、まだ分からないことのほうが圧倒的に多いのです。

ですから、本当におなかの赤ちゃんに意識や記憶があるのか、という論争は、今どちらが正しいと結論づけるのは時期尚早でしょう。今後この研究が進むにつれ、少しずつおなかの赤ちゃんの記憶や脳のメカニズムが明らかになるのを待ちたいと思います。

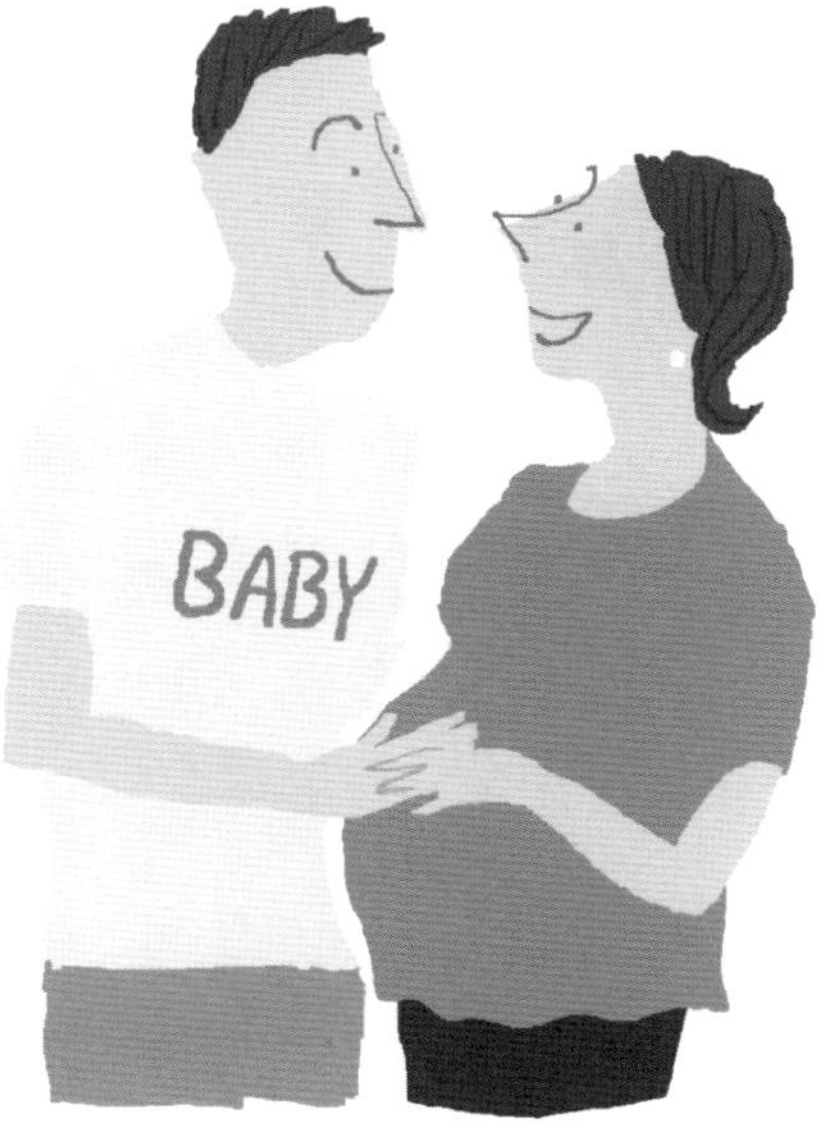

早産児が教えてくれること

おなかの赤ちゃんの発達や能力について、私たちに多くのことを教えてくれるのは、予定より早く生まれてきた赤ちゃんです。

早産児は、いわば「外の世界で生きている胎児」です。早産児の表情や動き、何ができて何ができないかを観察することは、そのままおなかの赤ちゃんの能力を知ることにつながります。その結果、妊娠26週の赤ちゃんにはすでに新生児微笑とほぼ同じようなほほえみが見られることも、34週ごろになると、注射を打たれると痛くて泣く能力があることも、発見することができたのです。

さらに早産児は、子宮外生活と子宮内生活との比較を可能にし、子宮のもつ意味を明らかにしてくれます。たとえば、妊娠38〜40週の赤ちゃんはあまり動かなくなります。はっきりしたデータはまだありませんが、早産児も、38〜40週にあたるころに、動きが少なくなるようです。また、中枢神経の発達には経験が関係するといわれていますが、私が行った研究のデータでは、早産児と満期産で生まれた赤ちゃんの中枢神経のはたらきに、大きな違いはありませんでした。

こうしたことを考えると、原始的な機能に関しては、赤ちゃん自身に組みこまれている成長発達のプログラムの影響のほうが、環境変化よりも大きいのだろう、という推測も成り立つのです。

第三章
おなかの赤ちゃんは、どれぐらい外の世界のことが分かっているの？

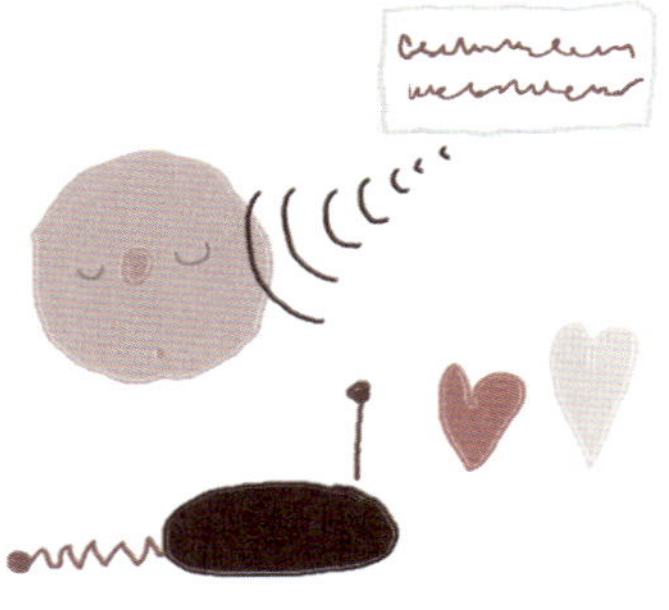

赤ちゃんの視力

まぶたの下で、眼球は動いている

赤ちゃんの目の原型は、妊娠4週にはできています。しかし、これが目としての機能をもつのは、視神経が発達して、この目と脳がつながってからです。これがつながるのが、だいたい16週ごろです。でも、まだまぶたはとじたままで、何かを見ることはできません。

ところが、超音波診断装置で調べてみたところ、まぶたはとじているものの、その下で眼球は動いていることが分かりました。おもしろいことに、おなかの赤ちゃんの眼球は、左右ばらばらに、好き勝手に動いています。はじめのうちは左右に、そのうちに上下にも動くようになります。おなかのなかでは、特に何かを見る必要はないのですが、やがて広い世界を見るときのために、目の筋肉を動かす練習をしているかのようです。

赤ちゃんは、生まれてからしばらくは、左右の目が別の方向を向いていることがあり、異常ではないかと心配する親御さんがいますが、ほとんどの場合、胎児期のなごりで、心配のいらないものです。

睡眠のところでも述べましたが、散発的に動いていた眼球は、妊娠24週ごろにはひんぱんに動くようになり、さらに30週ごろには、眼球が動く時間と動かない時間がはっきりと分かれてくるようになります。37週ごろには、一定の間隔で、動く時間と動かない時間ができてくるようになり、瞳孔が開いているときと絞られているときがあるということが証明されており、これが赤ちゃんの睡眠のパターンの原型になっていると考えられています。

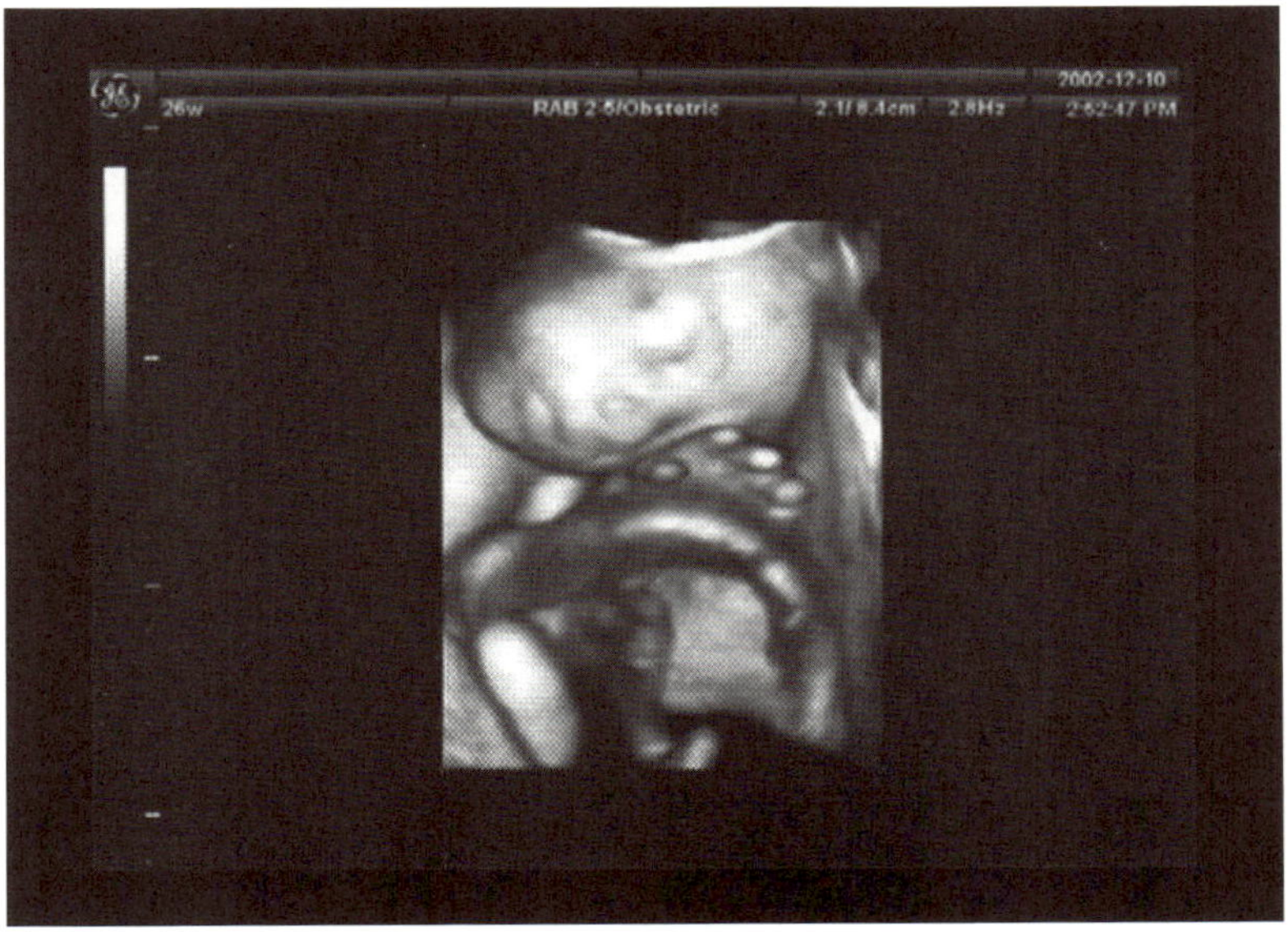

ただいま、お休み中？

妊娠26週の赤ちゃんです。自分の手を枕のようにして、とてもおだやかな表情で眠っているように見えますが、まぶたをとじていても、その下の眼球はひんぱんに動いていることもあります。

おなかの赤ちゃんも、光を感じられる

おなかの赤ちゃんのまぶたが開くのは、妊娠24週ごろです。まだ目が見えているわけではありませんが、光に反応していることは分かっています。

たとえば、妊娠28週で生まれた赤ちゃんに、一瞬強い光をあてると脳波が変化し、瞳孔が収縮する瞳孔反射も見られました。また、お母さんのおなかに強い光をあてたところ、赤ちゃんが動き出すという研究報告もあります。これらによって、視神経の発達の観点からいえば、生まれる前からすでに、光に対して反応する力をもっているということが分かります。

ところで、生まれてからの話になりますが、赤ちゃんの視力は、生まれてすぐは0・02程度、とてもぼやけた状態でものを見ていると思われます。しかしこの視力、20～30㎝の距離のものがいちばんよく見えるようです。そして20～30㎝という距離は、おっぱいをあげるときのお母さんと赤ちゃんの目の距離とちょうど一致するのです。「見る―見られる」の見つめ合いの関係が、生まれてすぐから、お母さんとはきちんとできるようになっているのですね。

赤ちゃんの聴力

お母さんが妊娠に気づく前から、耳をつくる準備ははじまっている

赤ちゃんの耳は、器官としては、妊娠5～6週に入ったころにはもう、耳のもととなる穴ができます。ほとんどのお母さんが、まだ妊娠に気づかないころですが、脳の形成が始まっているのとあわせて、おなかのなかでは、耳をつくる準備が始まっています。

しかし、耳が耳としての機能を備えること、つまり聞こえるようになるには、もうしばらく待たなければいけません。耳を通して入ってきた刺激を音として伝える聴神経ができ上がり、さらにそれが、脳と結ばれることが必要だからです。

その機能ができあがるのが妊娠20～21週ごろ。24週ごろには、聴覚器官がいちおう完成します。いちおう、と述べたのは、音を聞くというのには、いろいろな意味があって、たとえば音の方向が分かるとか、多くの音のなかから自分に関係する音を聞き分けるとか、音の種類や意味が分かるとか、そういうこともすべて、音を聞く能力に含まれるからです。これらの多くは、生まれてから少しずつ備わっていく能力です。

では、おなかの赤ちゃんは、どんな音をどのように聞いているのでしょうか。

お母さんのからだの音も、外の世界の音も聞こえている

おなかの赤ちゃんは、20～21週ごろから、お母さんのからだのなかの音を聞いています。お母さ

んの心臓の音や血液が流れる音、食べ物が消化器官を通る音などです。そして、お母さんの声も聞こえています。

24週ぐらいになり、聴覚機能がいちおうの完成をみるころには、外の世界のさまざまな音が、赤ちゃんの耳に届くようになります。人の話し声、トントンという包丁の音やお皿の音、テレビの音や音楽、車の音など、お母さんに聞こえている音は、おなかの赤ちゃんにも届いていると考えてよいでしょう。

ただ、どのように聞こえているか、ということについては、お母さんの聞こえ方とは違います。だいぶ前のことになりますが、国立岡山病院の山内先生の研究グループが、出産直前の破水した子宮のなかに、実際にマイクを入れて確かめてみました。そうすると、プールにもぐったときのような、くぐもった音が聞こえてきたそうです。お母さんのからだの音の向こうから、しかも羊水に隔てられた状態で聞こえてくる音ですから、聞き取りにくいくぐもった音になるというのもうなずけます。

さらに妊娠30週ごろになると、音の聞き分けもできるようになります。ただそれは、音楽やことばを聞き分けるというレベルのものではなく、トントンという規則的な音に、トーンという音を入れると反応するとか、ドーンと急に大きな音を入れるとビクッとするというようなものです。

現在までの研究では、おなかの赤ちゃんは、周波数の違いによる音の高低や、音量の強弱は聞き分けられるけれど、ことばそのものを聞き分けることはできないと考えられています。

とはいえ、おなかの赤ちゃんは外の音もちゃんと聞いているのだ、ということを意識して生活することはよいことだと思います。いつも穏やかでここちよい音ばかりの生活をしろといっているわけではありません。妊娠中の生活は、体調の変化やホルモンバランスの変化、生活の変化などが続きますから、ストレスも感じるでしょうし、泣きたいことも、怒りたいこともあるでしょう。そんなことも含めて、全体として穏やかに過ごせればいいのです。夫婦で言い争いをしてしまいそうになったときに、「おなかの赤ちゃんが聞いているから、やめようよ。ちゃんと話し合おう」と、そんなふうに軌道修正できたらいいですね。

語りかけや胎教の効果についての科学的根拠はまだない

おなかの赤ちゃんの聴力が明らかになると、そこに注目して、「胎教」を提唱する人が増えてきました。音楽や外国語を聞かせて、優秀な赤ちゃんを育てましょう、というのです。そうした主張の根拠になっているのが、「おなかのなかの記憶をもっている子どもがいる」とか、「おなかのなかで聞いていた曲を覚えていて、教えもしないのに弾いた子どもがいる」といった話です。そういう話が事実だったとしても、ごくまれに伝えられる話をそのまま、「胎教によって優秀な子どもが育つ」という結論にもっていくのはいかがなものかと思います。

たしかに、生まれたばかりの赤ちゃんは、お母さんの声を聞き分けます。でもそれは、40週という時間をいっしょに生き、ごく近くでずっと聞いていたお母さんの声だからこそ、ほかのどんな音とも違う特別な音として認識しているのです。おなかのなかで聞き慣れていた曲を聞かせたら、ぐずっていた赤ちゃんが泣きやんだ、という話もよく聞きますが、これも、そのことが赤ちゃんのその後の音感や音楽的な能力と関係するというよりも、聞き慣れた音で気持ちが落ち着いたということでしょう。胎内の音に近いザーッという音を聞かせると泣きやむのと同じ作用だと思います。

現在のところ、毎日聞いている音や声が、おなかの赤ちゃんの発達にどこまで影響を与えているかということについては、科学的な証明は何ひとつとしてなされていません。また、聴覚を通した特別なはたらきかけが、おなかの赤ちゃんの何かを特別に発達させたというデータもありません。

おなかの赤ちゃんに語りかけたり、気持ちのよい音楽を聴いたりするのは、よいことだと思います。でもそれは、赤ちゃんを天才児に育てようなどという親の勝手な野心からではなく、それを行うことによって、お母さんがリラックスして幸せな気持ちになるとか、「元気に生まれておいで」という思いを伝えるものであってほしいと思います。まだ生まれてもいない赤ちゃんに、一面的な価値観による「優秀」を期待して胎教をするのではなく、赤ちゃんは授かりもの、という思いをもって、赤ちゃんをはぐくんでほしいと思うのです。

特別な胎教は必要ない。それが私の考え方です。赤ちゃんはおなかのなかで、きちんと発達の道筋にそって、自分自身で成長しています。それに対して、外側からあれこれ与えられる影響は、さして大きくないと思います。

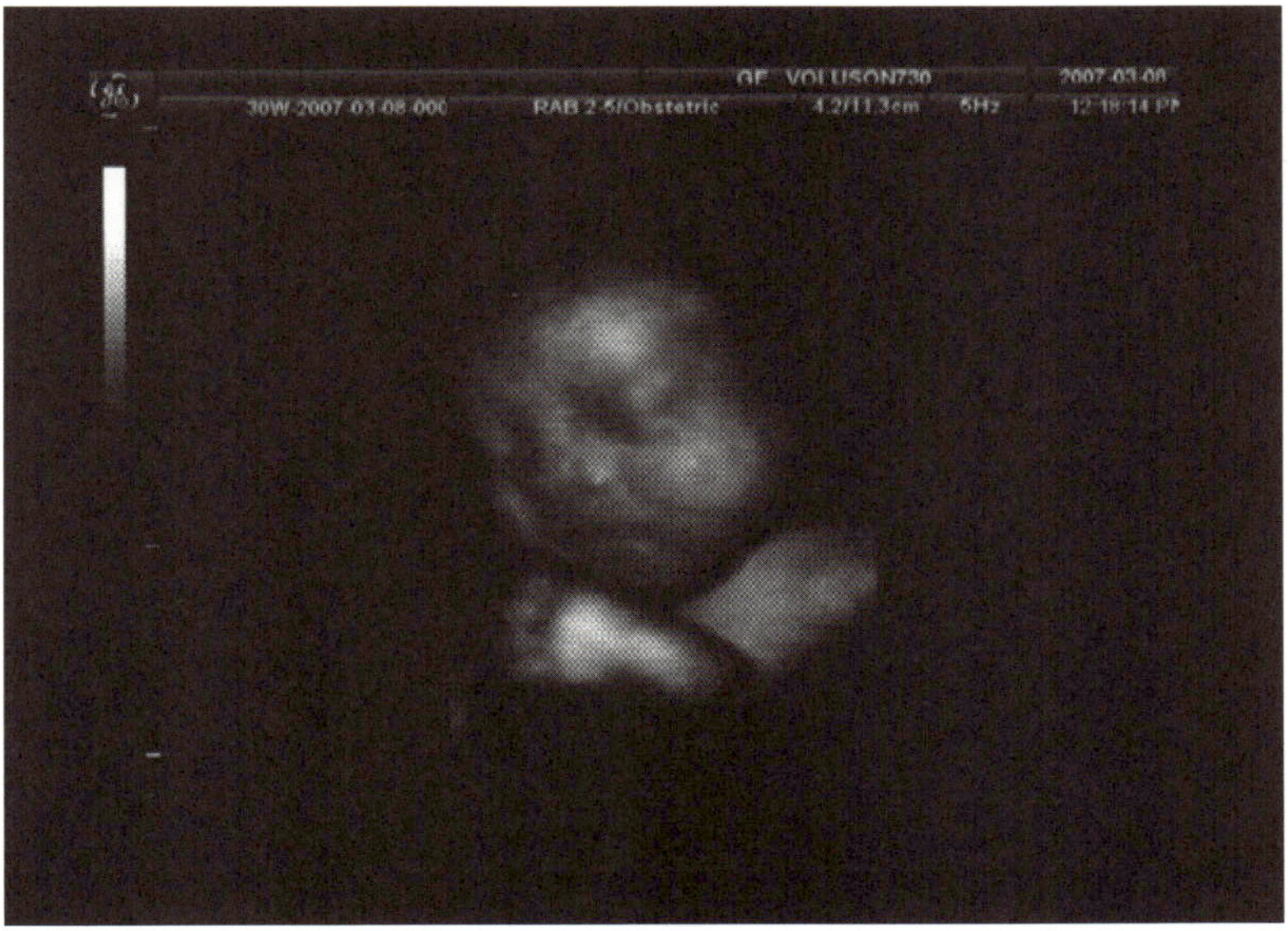

静かな環境が一番!?

妊娠30週の赤ちゃんです。顔のすぐ下に見えるのは、なんと足の裏です。おなかの赤ちゃんならではのこの体勢、「苦しくないのかしら…」と思われるかもしれませんが、まったく心配ありません。

誤解を生む胎教情報に惑わされないで

ここ数年、空前の「脳科学ブーム」が続いています。脳を育てる、脳を鍛える……。脳をキーワードに、子どもの能力開発をすすめる書籍があふれています。胎教も例外ではなく、おなかの赤ちゃんへの音楽や語学、語りかけなど、さまざまな書籍やグッズが売られています。

これらの多くが、「X歳までが勝負」「この時期を逃したら手遅れ」といったニュアンスとともに、脳科学や認知科学の研究結果を紹介しています。しかし、よく読んでみると、あたかも科学的に証明されたことのように説明しているけれど、実は非常にいいかげんで、都合のよい事実だけをつなぎあわせた商業戦略でしかないものがほとんどです。

人間の脳については、一定の役割が解明されましたが、さらにその先に、予想外の発達をする脳の機能の不思議があることが、ダメージを負った脳の回復の過程や、失われた機能を補完する脳のはたらきなどを通して分かってきました。人間の脳は、それほど単純なものではありません。まして赤ちゃんの脳の発達については、ほとんどが秘密のベールに包まれたままです。それを断定的に結論づけているものがあったら、疑ってかかるほうがよいでしょう。

赤ちゃんには、たしかに驚くべき能力が備わっています。だからこそ、赤ちゃんの「育つ力」を信じて、よけいな手を加えず、心安らかに妊娠時代を過ごしてほしいと思います。

お母さんのこころ・からだと
おなかの赤ちゃん

お母さんのストレスは、おなかの赤ちゃんにどのぐらい影響する？

古くからずっと信じられていることに、妊娠中のお母さんの精神状態が、おなかの赤ちゃんの発育や発達に影響を及ぼす、というものがあります。「妊娠中に火事を見ると、あざのある子どもが生まれる」とか、「妊娠中はお墓参りに行ってはいけない」といった迷信も、妊娠中のお母さんが精神的にショックを受けたり感情の落ちこみがあると、おなかの赤ちゃんに影響する、という信心から生まれたものでしょう。

現代のお母さんたちに話を聞いても、妊娠中の自分の精神状態が、生まれてきた赤ちゃんの性格や病気に影響していると考えている人が非常に多いことに驚きます。

「同居中、姑とうまくいかず、妊娠のプレッシャーもかけられていたためになかなか妊娠できず、ようやく第一子を出産し、その後事情があって別居したらすぐに第二子を妊娠。生まれてきた子どもも、下の子のほうが愛想がいい」

「自分も赤ちゃんも大変な時期に、夫の親族のめんどうをみさせられた。そのことでおなかの子どもをかわいいと思えなくなり、生まれてきた子どもは、カンの強い子で神経質、アレルギーもある。妊娠中の生活が原因ではないかと思う」……など。

では実際にはどうでしょう。答えはＹｅｓでもあり、Ｎｏでもある、といったところでしょうか。

オランダの発達神経学の研究者であり、私の師であるプレヒテル教授の行った実験では、お母さんが強い不安を感じると、おなかの赤ちゃんの胎動が変化することが分かりました。彼は妊娠中の女性に、ほかの女性の分娩のようすをビデオで見せました。その結果、非常にショックを受けた妊婦、自信をもった妊婦、特に何も感じなかった妊婦の３タイプに分かれ、そのうち、ショックや不安を感じた妊婦では、その直後の胎動がひんぱんになるという結果が出ました。

これも海外からの報告ですが、大地震に遭遇し、強い精神的ショックを受けた妊婦の、おなかの赤ちゃんの心拍数が増加していたことが分かっています。

日本でも、東京女子医科大学の平澤先生の研究データによると、妊娠中のストレスが顕著に高かったお母さんから生まれた赤ちゃんのほうが、ストレスのあまりないお母さんから生まれた子どもにくらべて、自律神経の発達が遅れていたという結果が出ています。

これらの結果からは、お母さんの精神状態が、おなかの赤ちゃんに影響していることが分かります。しかし同時に、普通の生活をしている人なら誰でも感じるようなストレスであれば、時間がたてば、おなかの赤ちゃんの興奮状態もおさまって、もとの状態に戻っていくことも分かっています。

ですから、妊娠中のお母さんの精神状態は、まったく関係ないわけではないけれど、よほど強いショックやストレスが長いあいだ続くような状態でなければ、赤ちゃんのその後の成長発達に影響を及ぼすようなことにはならない、というのが私の考えです。

お母さんの安らぎが、おなかの赤ちゃんにもたらす影響のデータはまだない

では、ストレスとは逆に、お母さんのよい精神状態が赤ちゃんにもたらす影響はあるでしょうか。今のところ、それを科学的に立証した研究はありません。なぜなら、そのような研究をすること自体が、とても困難だからです。

なので、科学的な見地に基づいて、何か結論めいたことをいうことはできませんが、たくさんの赤ちゃんを見ていて思うのは、よりよい状態、幸せな状態を増長させて自らの発達にとりこんでいく機能よりも、ストレスになる状態を防御しようとする機能のほうが、より強く効果的にはたらくしくみを備えているように思えます。

お母さんが幸せだと赤ちゃんも幸せ、という考え方は、赤ちゃんの発達にそってその能力を考える赤ちゃん学とは別のアプローチによって得られたものです。それは、自分が子どもだったころのことを思い出しながら、子どもはこう考えている、子どもはこういうもの、という発達のストーリーをつくっていく方法です。

そうすると、どうしても否定できないのは、大人にとって都合のいい子ども像をつくり出してしまうということです。思い出は、ノスタルジックな感情の入った、かたよった情報になりがちです。なおかつ、研究者も一般の人も大人同士なので、納得されやすい情報になるのです。

妊娠中のお母さんが、幸せな気持ちでいられるに越したことはありません。しかし、「いつも幸せな状態でいなければいけない」わけでもありません。あまり神経質に考えすぎないことが大切だと思います。

お母さんの変化を、おなかの赤ちゃんは無条件で受け入れるわけではない

おなかの赤ちゃんは、お母さんの精神的な変化や体調の変化の影響を受けないわけではありません。お母さんの血中の酸素濃度が上がると、それに合わせておなかの赤ちゃんの呼吸の回数が増えることが分かっていますし、そのほかにも、脈拍や血糖値、血圧など、お母さんとおなかの赤ちゃんの生理機能は連動しています。しかし、すべてをそのまま受け入れているとも思えないのです。

たとえば、早産児に採血検査のための注射を繰り返すと、何度目かでほとんど泣かなくなります。これは「馴化《じゅんか》」といわれ、外からの刺激に対する、一種の防衛機能とも考えられます。また、生まれたばかりの赤ちゃんは、まわりが騒がしかったり明るすぎたりすると目をとじ、部屋を暗くして静かになると目をあけます。この様子をみていても、生まれたばかりの赤ちゃんは、周囲からの刺激が自分にとって強すぎたり不快だったりする場合には、目をつぶったり眠ったりして、受け入れないようにしているのではないかと考えられます。

赤ちゃんは、おなかのなかにいるときから、周囲の刺激を無条件に受け入れているわけではなく、お母さんの生理的な変化を感じながら、それを受け入れるかどうか選択したり、場合によっては拒否するような反応もみせるのです。

お母さんの病気や子宮内の変化を、胎動で伝えてくれる赤ちゃん

赤ちゃんは、お母さんのおなかのなかで守られながら、外の世界で生きていくための機能を完成させていきます。でも、ただ守られるだけの存在ではありません。自分がきちんと成長し、無事に生まれることができるように、自分を守る手段として、子宮の環境やお母さんの体調が自分に害を及ぼす可能性があるときには、それを胎動の変化によって伝えてくれます。

たとえば糖尿病のお母さんの場合、胎動の出る時期が早まったり、動きが多く、イライラと落ち着かないようすで動くような特徴があります。その他の内分泌系の疾患や、お母さんの喫煙やアルコールの多量摂取、お母さんが飲んでいる薬によっても、胎動に変化が出ることが分かっています。特に喫煙は、ニコチンや一酸化炭素の影響で、周産期死亡や前期破水のリスクが高くなるといわれていますから、赤ちゃんは懸命にサインを出そうとしているでしょう。

超音波診断装置による胎動の観察や研究がもっと進んでいけば、よりはっきりと変化の特徴を見つけることができ、それによって、お母さんの病気や生活環境を改善し、リスクを事前にくいとめることも可能になってくるのではないかと思います。

また、子宮内の環境が自分にとって危険な状態のときには、胎動が小さくなり、速度も遅くなるという特徴が表れます。たとえば、胎児に対して子宮が小さすぎる場合や、妊娠中の早期破水で羊水が失われた場合などです。これまでは胎動を感じていたのに、今日はまったく動かないまま、半日以上が過ぎている、というような場合には、子宮内の環境が悪くなっているのかもしれません。24時間まったく動かない状態が続くと、おなかの赤ちゃんの命に危険が迫っていることが予想され、早めに赤ちゃんを取り出す必要がある場合もあります。

赤ちゃんにとって居ごこちのよい環境とは、ごく普通の生活を送ること

おなかの赤ちゃんとお母さんとの相互関係について、いろいろ述べてきましたが、「結局のところ、私はどんなふうに毎日を過ごしたらいいの?」という思いをもっている方もいらっしゃると思います。私はそれに対して、「ごく普通の生活を送ってください」とお答えしたいと思います。

妊娠中の女性は、自分の体調を維持するだけでも大変です。つわりに始まり、赤ちゃんが大きくなるにしたがって、からだにかかる負担は大きくなります。体調不良は精神的な不安にもつながり、出産予定日が近づくにつれて、無事に生まれてくるだろうかという、出産の不安も増してきます。

それに対して、医師や家族からは、いろいろなアドバイスがあると思います。塩分や水分のとりすぎには注意し、バランスのよい食事を心がけ、適度な運動をし、太りすぎないこと。睡眠をしっかりとって、からだを十分に休めること。ストレスをためずに、心穏やかに過ごすこと……などなど。これらは要するに、規則正しい普通の生活を送りましょう、ということです。

赤ちゃんは、おなかのなかで、着々と成長を続けています。何か決定的な障害や病気がある場合でなければ、少々の妊娠トラブルやストレスに負けないぐらいの強い生命力をもち、ダメージを修復する力をもっています。

あふれる胎教情報や、妊娠出産に関しての、「こうでなければいけない」というかたよった情報に心を乱されるよりも、赤ちゃんのことは赤ちゃんにまかせ、お母さんは、自分自身が楽しく快適に、健康な毎日を送れることを最優先して生活していくことが、結果的に、おなかの赤ちゃんを順調にはぐくみ、無事に出産することにつながると思います。

生まれる時期は赤ちゃんが決める！

出産と聞いて思い浮かぶイメージは、どのようなものですか。一般的には、お母さんが必死に頑張って赤ちゃんをこの世に産み出す、というイメージがまだまだ強いと思いますが、私はここにも、赤ちゃんからの積極的なはたらきかけが存在しているのではないかと思っています。

陣痛が起きるしくみについては、いまだに諸説あり、人間についてはまだ十分に解明されていません。これだけ周産期医療が進歩し、分娩に関してはさまざまなリスクに対応できるようになり、ごく小さな赤ちゃんも助けられるようになった現代でも、いつ生まれてくるのかのしくみが分かっていないというのは、生命誕生の不思議の前には、人間の知恵などまだまだ及ばない、ということなのでしょう。

そのなかでも現在までに、エストロゲンとかプロゲステロンなど、陣痛をひき起こすいくつかのステロイドホルモンがある、ということが分かっています。妊娠末期になると、これらのステロイドホルモンが、赤ちゃんと胎盤とお母さんのからだによって、それぞれ多量につくられ、それが陣痛に関係しているということです。

また、おなかの赤ちゃんの脳が、陣痛開始のスイッチを押しているのではないか、とする研究報告もあります。子宮を収縮させ、陣痛を促進するはたらきのある物質に、オキシトシンという物質があることは以前から知られていましたが、この物質は、赤ちゃんの脳(視床下部)からの指令によって分泌されているのではないか、という仮説を裏づける実験結果が出たのです。

赤ちゃんが、出産時期を決めているのではないかと思われるのは、早産のケースを見ていても感じます。早産は、その多くは子宮環境の悪化が原因で起こります。妊娠中毒症によって胎盤機能が低下したり、子宮内感染が起きたことを察知した赤ちゃんが、これ以上おなかのなかにいては危険だと判断して、ひと足早く生まれてくることを決めたのではないかということです。

もちろん、赤ちゃんだけがきっかけではなく、お母さんの脳も同じように、自分のからだの変化や赤ちゃんの状態を判断して、いろいろなサインを送っているでしょう。出産は、お母さんと赤ちゃんが協力して、いっしょに頑張る大仕事なのだといえるでしょう。

赤ちゃんは、”自分のこと“で忙しい

おなかの赤ちゃんのことが、少しずつ解明されていけばいくほど、私のなかに強くなるのは、「赤ちゃんとは、なんて不思議なんだろう」という思いです。ほんの十数年前まで、無力で何もできない存在だと思われていた赤ちゃんが、実は、自らの遺伝子に組み込まれたプログラムによって、緻密に、そしてダイナミックに成長していく存在であるということがしだいに明らかにされ、その一つひとつの発見には、そのたびに驚かされます。

脳の発達の過程で、不測の事態にも対応できるように、神経細胞の細胞死のような「保険」までかけられていること。生まれてから必要になる機能を、おなかのなかで繰り返し練習していること。しかも、それらの機能が、40週ではなく、36週ごろには完成していて、1か月ぐらい早く生まれてしまってもいいように準備が整っているということ。

そのどれもが、赤ちゃん自身によって行われるものです。赤ちゃんは、命が宿ったその瞬間から、一人の人間として、生き始めているのだと思うと、厳粛な気持ちになります。

おなかの赤ちゃんは今日も、やがて外の世界に出ていく日のために、おっぱいを飲む練習をし、手足を動かす練習をし、外の刺激を感じ取りながら、脳のネットワークを広げています。そう考えると、おなかの赤ちゃんも毎日なかなか忙しいものですね。

第四章
生まれたばかりの赤ちゃんの、スーパーパワー

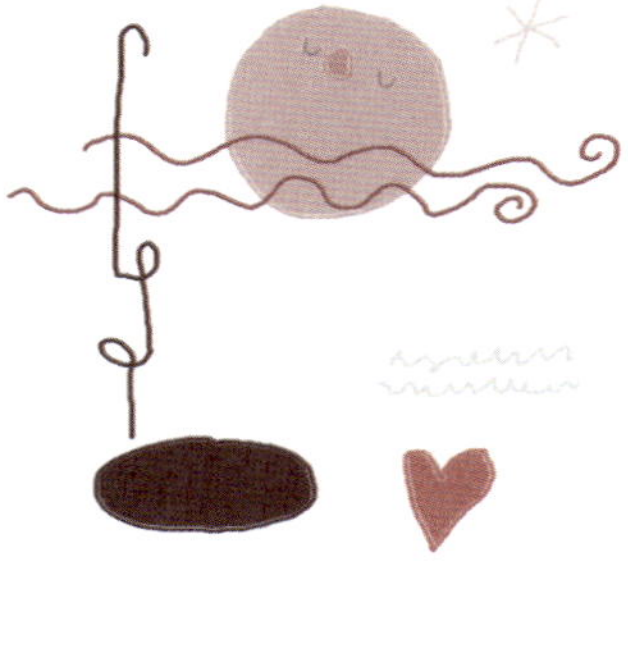

赤ちゃんを、よく見て発見しよう

生まれたばかりの赤ちゃんは、もう1歳

いよいよ、赤ちゃんがこの世界に生まれてきました。

今の若いお母さんにはなじみが薄いかもしれませんが、私は『こんにちは、赤ちゃん』(作詞 永六輔、作曲・編曲 中村八大)という歌が、出産直後のお母さんの思いを代弁している気がして、気に入っています。

「こんにちは 赤ちゃん 私がママよ」

これこそが、これからの親子関係の基軸になる、シンプルだけれど最も大切な思いだと思います。今の今まで、お母さんのおなかのなかにいた存在だけれど、赤ちゃんはお母さんとは別の一人の人間です。ですから、「こんにちは、はじめまして」という気持ちで、これからのお互いの関係をつくり上げていきましょう。

私たちは、初めて出会った相手と分かり合おうとするとき、相手の表情を一生懸命読み取りながら、コミュニケーションをとろうとします。それでも、さまざまな感情の行き違いや誤解が生じるのは日常茶飯事で、そのつど相手の考えを聞き、自分の考えを伝えることで関係を修復し、少しずつ分かり合っていきます。

しかし、こと赤ちゃんに対しては、どうも大人の「思いこみ」が先に立っているような気がしてなりません。赤ちゃんは混じりけのないピュアな存在で生まれてくる。まっ白いカンバスにどんな色をつけるか、まわりの大人(多くの場合、それは母親だけに押しつけられますが)の育て方しだい、というわけです。

さらに、保育士や小児科医、保健師といった、子どもに携わる「プロ」であるべき人たちの口から、しばしば「赤ちゃんが幸せそう(楽しそう、苦しそう……)」という印象だけで、育児のよしあしが語られることが多いことにも違和感を抱くことが少なくありません。そこには、赤ちゃんは本当にそう感じているだろうか、という疑問すら入りこめない、確固とした赤ちゃんのイメージがあり、一人ひとりの赤ちゃんをきちんと見て、その子に合わせたかかわり方、育て方をしていこうという視点が欠けているように思えるからです。

おなかの赤ちゃんが、どれほど緻密なプログラムにしたがって自分自身を育て、練習を重ねながら準備を整え、生まれるべき時期を決めてこの世に生まれてきたのかは、これまでに述べてきたとおりです。赤ちゃんは、外側からのはたらきかけによってどうにでも形づくられていくような、主体性のない存在ではないし、どの赤ちゃんにも共通する「唯一の正しい育児法」など存在しないのです。

生まれてきた赤ちゃんは、胎児期から数えれば、もうすぐ1歳。1年分の発達や練習の成果を、この世界でいかんなく発揮してくれる存在です。それを「なるほどな、赤ちゃんって、すごいんだな」と"発見"していくことができたら、育児はきっと、楽しいものになると思います。

赤ちゃんの顔が丸いのにも意味がある？

今から半世紀も前に、オーストリアの動物行動学者ローレンツは、「赤ちゃんのさまざまな形態的な特徴が、大人の育児行動をかき立てる」と主張しました。なるほど、どんな動物も、赤ちゃんは大人にくらべて顔の輪郭が丸く、からだもやわらかく、手足は短く丸っこく、思わずさわってみたくなり、抱いてみたくなるような姿をしています。

丸い形は、かわいいだけでなく、安心感を与える効果もありそうです。とがったものや細くて長いものには、攻撃性や危険を感じるけれど、丸いもの、ふっくらとした形には安心する、という傾向があるそうです。

大人の手を借りなければ生きていけない赤ちゃんは、大人が思わず世話をやきたくなるような条件を、自然に備えています。この条件に、大人がうまいこと乗せられているのは、どうやら間違いないようで、私たちは赤ちゃんを「育てている」つもりで、実は「育てさせられている」のかもしれませんね。

赤ちゃんは、天才的な”戦略家“

私たちが赤ちゃんにまんまと乗せられているかもしれない、ということはほかにもあります。そのひとつが、おなかのなかから練習を繰り返してきた「ほほえみ」です。

新生児微笑と呼ばれるほほえみには、楽しいとかうれしいとか、ましてや、相手が何かをしてくれたことへの”お返し“などの意味はありません。なのになぜ、おなかのなかから練習を続け、ほほえむのでしょうか。

これも、赤ちゃんに組みこまれたプログラムのひとつであることは間違いありません。赤ちゃんには、「周囲の関心を呼び起こすことがとても重要だ」ということがきちんとプログラムされていて、それにしたがってほほえむことで、大人は笑顔を返し、ことばを返し、抱っこしたりあやしたり、といったかかわりをもつ（もってしまう）のではないかと、私はつい考えてしまいます。

というのは、このほほえみが、はからずも、赤ちゃんとまわりの人とのコミュニケーションを育てる大切な役割を果たしているからです。

赤ちゃんのほほえみに、大人たちの反応が繰り返されることで、赤ちゃんは生まれて2か月もすると、あやしてくれた人の目をみてほほえみ返すようになります。そして、だんだんほほえみの意味を理解し、4～5か月ごろには、お母さんやお父さんなど、自分の身近にいて、自分と好意的なかかわりをもってくれる人に向かって、意図的にほほえみかけるようになります。

ところで、この新生児微笑、実はチンパンジーの赤ちゃんにも見られます。しかし、チンパンジーのお母さんは、すぐにほほえみ返したりしません。ほほえみの意味を理解するまでに、1か月ほどかかるそうです。その間、赤ちゃんチンパンジーは、お母さんの反応を引き出すために、「かみかみコール」という、お母さんのからだを軽くかむ行動を繰り返します。そして1か月後、ようやくお母さんがかみ返してくれると、赤ちゃんチンパンジーは口をまるくあけた笑顔を返すそうです。

チンパンジーも、大人の反応を引き出すために最初にはたらきかけるのは、赤ちゃんからなのですね。

赤ちゃんの動きと脳の発達の深～い関係

赤ちゃんをあお向けに寝かせて、動いているようすをひたすら観察する。それが私の研究のひとつです。ただ見ていることが研究？と思われる方もいらっしゃるでしょうが、赤ちゃんの自然な動きは、人間の発達に関する多くのことを教えてくれます。

赤ちゃんの自由な動きを、オランダの発達神経学者プレヒテルは「ジェネラル・ムーブメント（GM、自発運動）」と名づけ、その動きの変化を観察することによって、赤ちゃんの実態を科学的に解明しようとしました。

赤ちゃんは、おなかのなかにいるときから、とても複雑な動きをしています。その動きは生まれてからも続いていて、生後1か月ごろまでの赤ちゃんの動きは、規則性があるともないともどちらともいえない複雑な動きをしています。それが2か月ごろになると、動きの軌跡がだいぶ整ってきて、同じような動きを繰り返すようになります。さらに3～4か月になると、動きの範囲は決まってきますが、そのなかでの動き方はより活発に、より複雑になってくることが分かりました。

この一連の動きは何を意味しているのでしょうか。それは、赤ちゃんの脳神経系の発達を表す指標になるということです。どんな動作も、たくさんの筋肉が連絡をとりあい、作用しあうことではじめて可能になります。その連絡を担当しているのが脳神経系です。ですから、赤ちゃんが自分から動くジェネラル・ムーブメントは、赤ちゃんの脳の変化を知るのにうってつけの行動なのです。

ところで、あお向けに寝かせても大丈夫なのは、人間の赤ちゃんだけです。チンパンジーの赤ちゃんは、生まれたその日からお母さんのおなかにしがみついて過ごします。ほんの一瞬でもお母さんから離されると、手足をバタバタさせて悲しそうな泣き声を出します。その結果、ある程度自分の力で移動できるようになるまで、しがみつくことのためだけに、手足の力は使われることになります。

かたや人間の赤ちゃんには、しがみつく能力がありません。大人が抱っこするか、傍らに寝かせておくしかありません。一見、チンパンジーより手足の能力が劣っているように感じられますが、ひとりで寝ていられることで、自由な手足の運動が可能になっています。

手と足が別々に自由に動くというのも、人間の赤ちゃんの特徴です。チンパンジーの赤ちゃんでは、足を上げると反対側の手が上がるということがよく見られます。手と足がいっしょに動くことが多いのですが、むしろ足の力のほうが強くて、左足を引っぱると右手がついてくる、という感じです。しかし、人間の赤ちゃんは、手を動かしたからといって、必ずしも足が動くわけではありません。

手と足が自由に独立して動く。しかもあお向け寝が可能な人間だからこそ、ほかの動物とは比較にならないほどの複雑な運動ができる脳の発達が可能になったのかもしれません。

赤ちゃんの、生後2か月革命!

生まれてからの赤ちゃんの運動機能の発達は、からだの中心から末端へ、上から下へという順に、非常に合理的に進んでいきます。これらの発達も、赤ちゃんに組み込まれた運動機能の発達プログラムによって、赤ちゃんは着々と準備をし、練習を繰り返し、次のステップに進めると確認した段階で、自分から次のステップに進みます。首がすわり、寝返りをし、おすわりをし、はいはいをし、やがて立ち上がって、つたい歩きをし、ある日自分の足で、1歩2歩と歩き始めます。この間、「こっちの手を出すときに、こっちの足を出すと、転ばないではいはいできるのよ」なんて、手とり足とり教える親はいません。教えなくても赤ちゃんは、はいはいに必要な運動機能が何なのかを知っていて、ずりばいによる重心移動や、イヌのおすわりのような姿勢からからだを前後に揺らすロッキングなどを通して練習し、自分で勝手にできるようになります。この運動機能の発達のしくみが分かると、赤ちゃんが天才に見えてくると思います。

こうした運動機能の発達プログラムは、もちろん脳の発達に深く関係しています。その最初の転機が、生後2か月ごろに起きています。私たちはそれを、「生後2か月革命」と呼んで注目しています。

生後2か月といえば、新生児期を無事にのりきり、赤ちゃんの扱いにも慣れてきて、お母さんは少しホッとすると同時に、育児の疲れも出てくるころでしょうか。赤ちゃんはそれを知っているかのように、この時期は表面的には大きな変化もなく、乳児ライフ1年間のなかで、最も地味に過ごします。しかし赤ちゃんの脳のなかでは、革命的な変化が起きているということが分かり始めました。

それは、赤ちゃんの自発的な運動、ジェネラル・ムーブメントの変化によって分かります。生後1か月ごろの混沌とした動きは、2か月ごろには同じ動きを繰り返すようになり、一見すると、動きが単純になり減ったようにも見えます。しかし、その後再び活発になり、そのときには、さらに複雑な動きができるようになっています(87ページのグラフを参照)。また、頭の回転運動や、手を顔にやる動き、手で足をさわる運動などにおいても、2か月ごろにいったん減り、その後再び活発に運動するようになることが分かっています。

この一連の変化を、ベルンスタインという学者は、「自由度のフリージング(凍結)」という仮説を立てて説明しています。たとえば、腕を自然に曲げ伸ばしできるために、大人は働筋《どうきん》と拮抗筋《きっこうきん》という、はたらきの違う二つの筋肉を無意識のうちにもうまくコントロールしています。赤ちゃんはその動きを獲得するため、生後1か月ごろには勝手気ままに動かしていた二種類の筋肉を同時に働かせて関節を固定させ、安定した状態にして運動するようになります。これが2か月ごろまでに見られるジェネラルムーブメントの特徴です。そして大まかな動きができるようになったのちに、働筋と拮抗筋の凍結を解き、ワンランクアップした、自由な腕の動きを習得しているというのです。

生後1か月〜4か月の赤ちゃんのGM運動

生後2か月の軌跡は、他の月に比べてきれいな円を描き、「単純な運動の繰り返し」のようすが分かります。3〜4か月になると、動きの範囲は決まってくるものの、そこでの動きは複雑になっていきます。

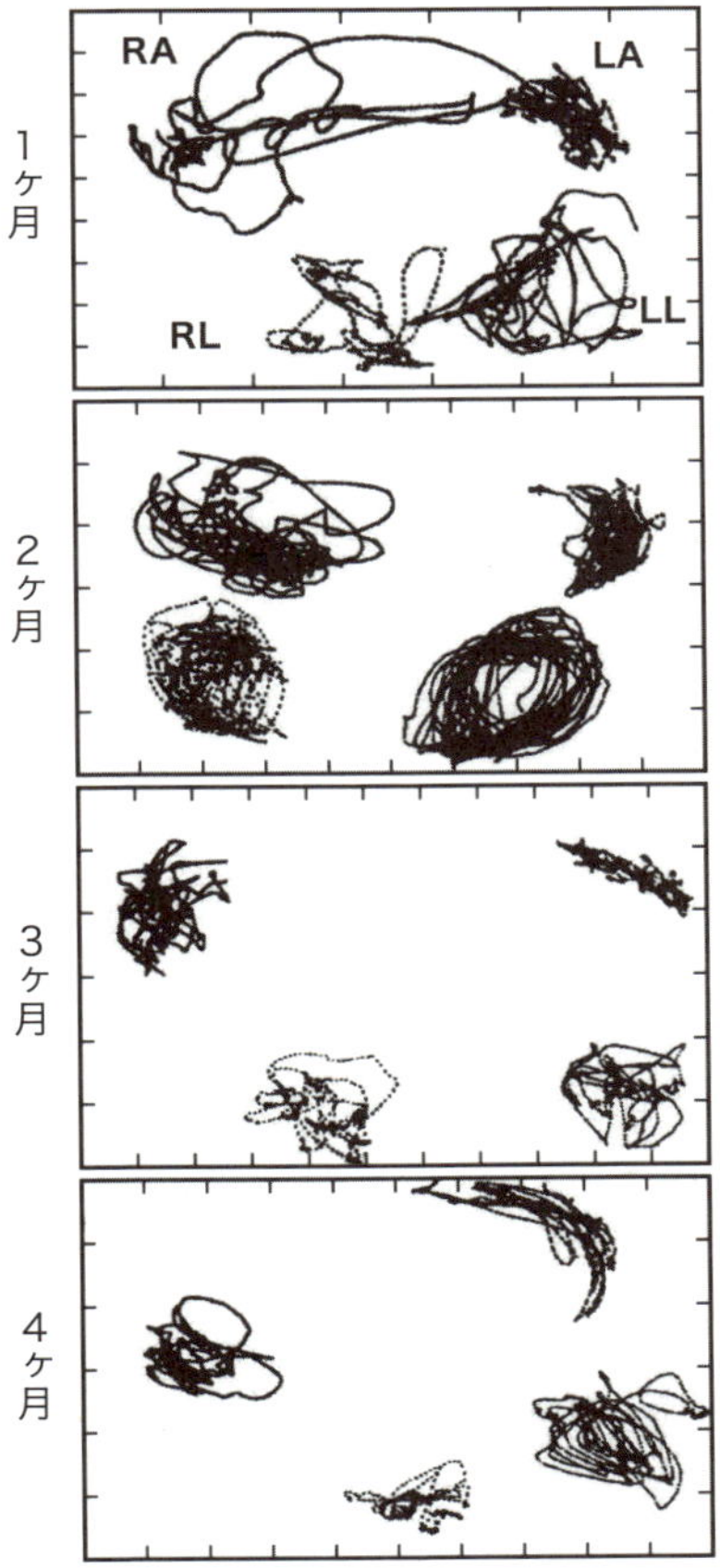

生後1ヶ月から4ヶ月までのGM運動の軌跡。RAは右手、LAは左手、RLは右足、LLは左足を指す。

　このような生後２か月の運動の質的変化と呼応するように、赤ちゃんの原始反射は、２か月ごろを境に徐々に消えていきます。反射とは、外からの刺激に対して、意識の関与なしに、神経系のみの反応として起きる動きのことで、新生児特有のいくつかの反射行動をまとめて「原始反射」と呼んでいます。原始反射が消えていくいっぽうで自発的な動きの変化も起きているというのは、この時期を境に赤ちゃんの脳に大きな変化が起きていることを暗示しているかのようです。事実、脳の視覚野のシナプスの形成量が、生後２か月ごろから急速にふえ始めて、生後８か月でピークになり、それから減少し始めて10歳で落ち着くという研究結果も出ています。

　ちなみに、生後２か月というのは、母乳やミルクの飲みっぷりもみごとになり、１日に30ｇぐらいのペースで体重をふやしている時期でもあります。まるで、生後３か月ごろから始まる、運動機能の発達プログラムの本格始動に向けて、着々と体力をつけ、脳の神経系を発達させているかのようです。

赤ちゃんは、まわりの大人から「育てる力」を引き出している

赤ちゃんは、守られるだけの存在ではありません。赤ちゃんには、もって生まれた「育つ力」＝自分自身の命をつかさどっていくための、高度で複雑なしくみがプログラムされています。私はこのことをいいたいがために、同じ思いをもった仲間たちと赤ちゃん学会をつくり、研究を続けているのかもしれません。

たしかに、赤ちゃんは自分では動くことも、おっぱいを飲むこともできません。ほうっておいたら死んでしまいます。しかし、だからこそ赤ちゃんは、大人がほうっておけなくなるような、さまざまなはたらきかけを自分からするし、それも含めてプログラムされているのではないでしょうか。私たちは、赤ちゃんによって「育てる力」を育てられているのかもしれないとさえ思います。

これまでに、脳科学で分かってきたことは、赤ちゃんの脳のはたらきの、ほんのわずかな部分でしかありません。それだけでもすでに、赤ちゃんのもつ驚くべき能力は、これまでのか弱い赤ちゃんのイメージをくつがえすのに十分です。

赤ちゃんが育っていくために、環境が大切なのはもちろんです。しかし、赤ちゃん本来の発達の道筋や能力を無視して、大人の思いこみで「教育」を押しつけることがあってはなりません。まずは赤ちゃんをよく見て、赤ちゃんの〝しかけ〟にうまく乗っていくというかかわり方が、いちばん自然だと思います。

赤ちゃんで、実験してみよう

赤ちゃんに備わった不思議な力を実感できる実験（遊び）をいくつか紹介します。赤ちゃんのすごさを知るうえでも、赤ちゃんの扱いに慣れるうえでも、役に立つと思います。

原始反射を使った実験 ①

赤ちゃんの口もとをツンツンしてみよう

赤ちゃんの口の周辺を、指で軽くツンツンと触ってみてください。赤ちゃんはその方向に向かって、口で何かを探すようなしぐさをみせます。これはお母さんの乳首を探す原始反射で、「口唇探索反射」と呼ばれています。

さらに、その指を赤ちゃんの口に軽く入れてみると、強い力でチューチューと吸います。これはおなかのなかにいるときからしきりに練習していた「吸啜《きゅうてつ》運動」からくる反射です。おっぱいを飲むという運動は、かなりの吸引力を必要とするんだということが、指を吸われてみると、お父さんでも実感できると思います。

おっぱいを飲んでいるうちに、疲れて動きが止まって寝てしまう赤ちゃんもよくいます。そんなとき、口もとをツンツンと刺激してあげると、また飲み始める、という経験のある方もいらっしゃると思います。お母さんも自然に、赤ちゃんの反射を利用して育児されているのですね。

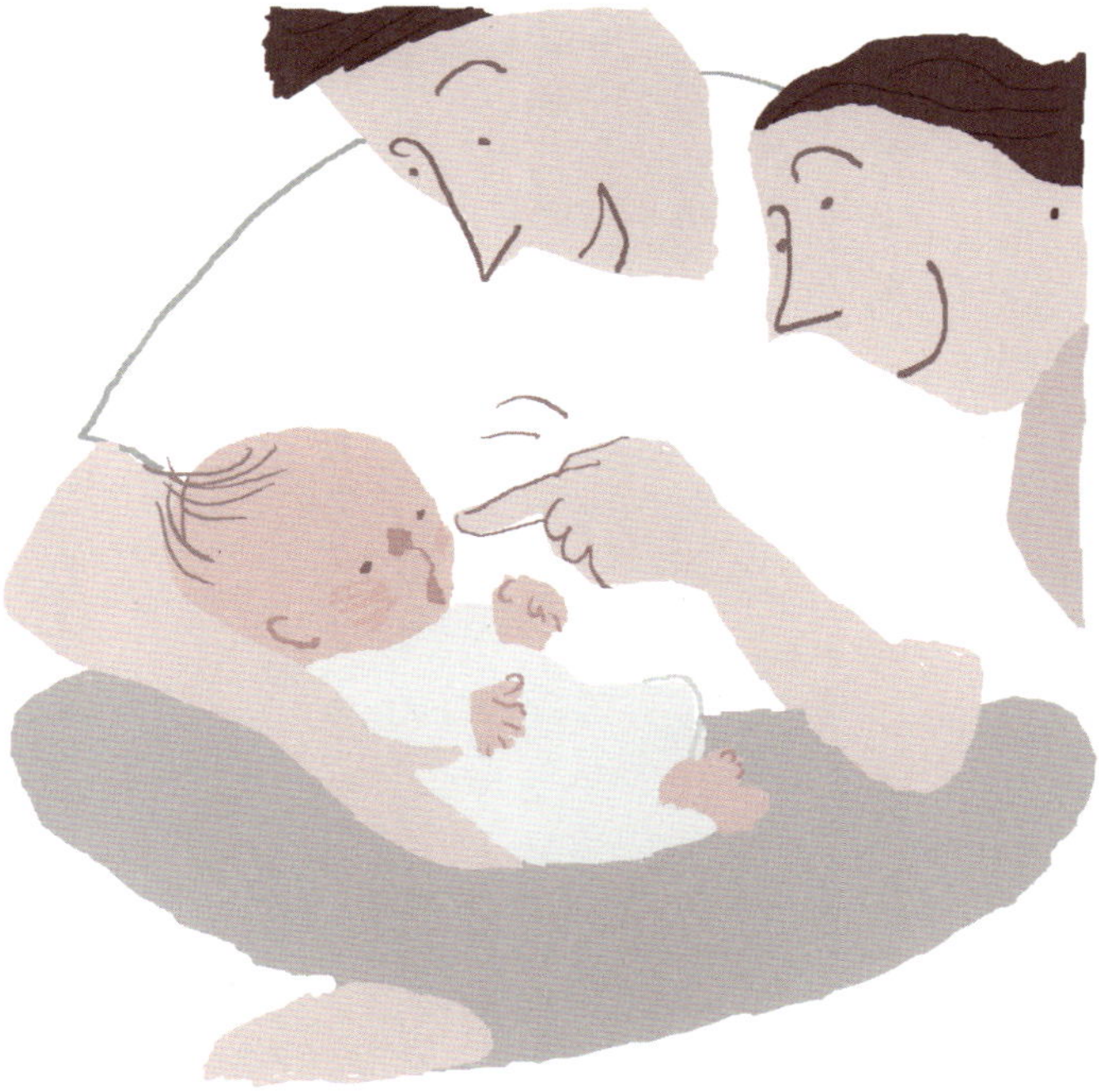

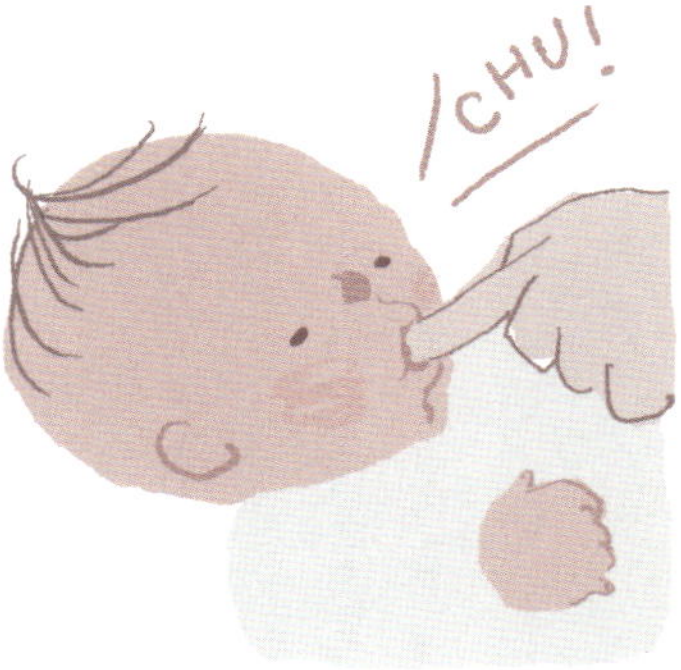
¡CHU!

原始反射を使った実験②

赤ちゃんの手のひらをコチョコチョしてみよう

生まれたばかりの赤ちゃんは、手をグーにして軽く握っていますね。そのなかに指を入れて、手のひらをコチョコチョしてみてください。赤ちゃんは、想像以上に強い力で、指を握ります。これは赤ちゃん特有の「把握反射」というものです。

人間の赤ちゃんは、チンパンジーのようにお母さんにしがみつく力はない、と書きましたが、その名残は残っていて、指の力はかなり強いのです。

生まれたばかりの赤ちゃんの両手を、大人の両手の指につかまらせて、そのまま持ち上げると、赤ちゃんはしっかりとぶらさがることができます。これは、慣れない方には勇気がいる、危険もともなう実験なので、ご家庭でもやってみてくださいとはおすすめできませんが、生後1か月健診で、医師がやってみせてくれることもあります。

では、赤ちゃんの手のひらの汚れをふきたいというときに、手を開かせるにはどうしたらいいでしょうか。

このようなときには、やさしく手の甲をさすってみてください。赤ちゃんはすぐ手の力を抜きます。

この反射は、3～4か月には消失し、かわりに手をパーにすることを覚え、握りたくないものは握らないという能力を身につけます。

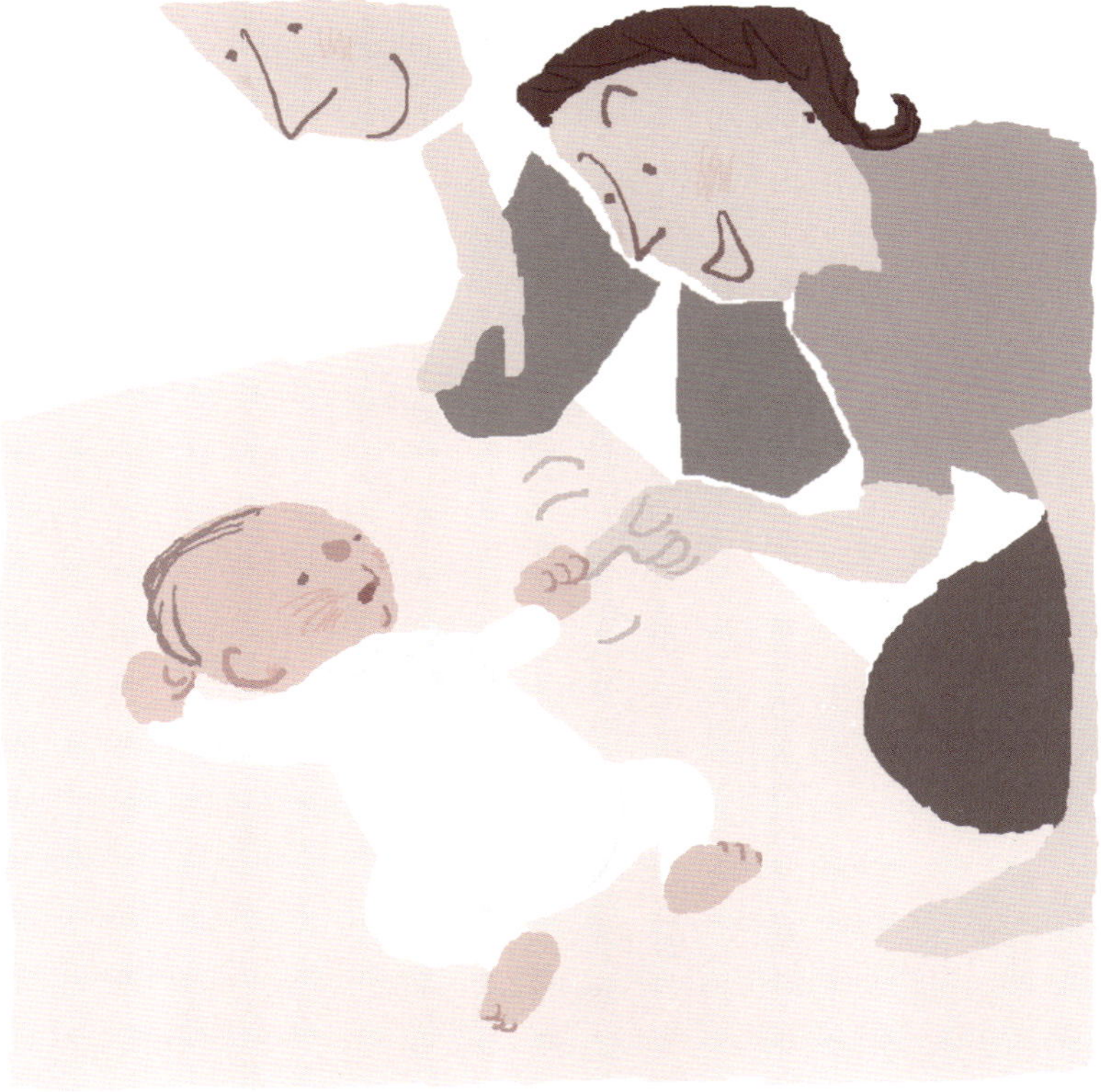

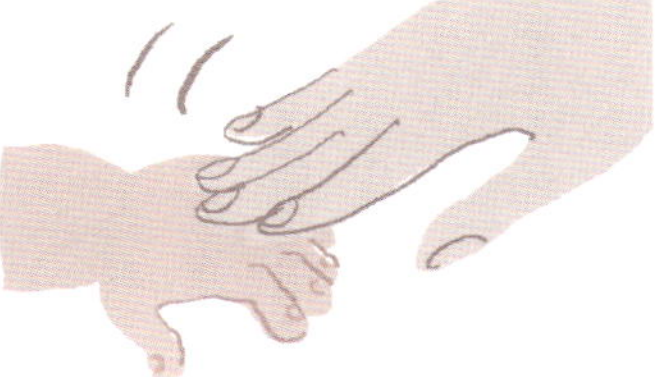

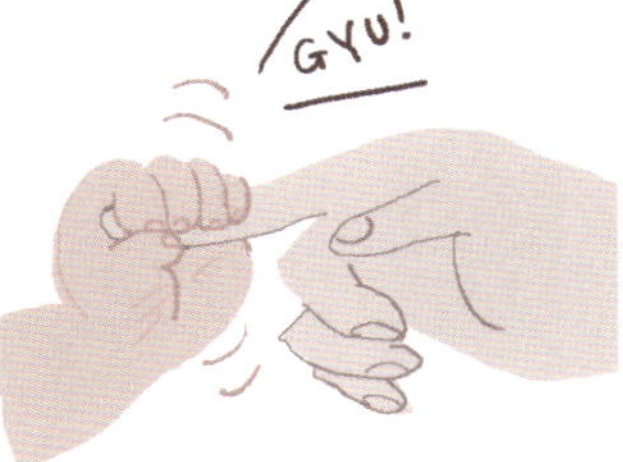
GYU!

原始反射を使った実験③

赤ちゃんを歩かせてみよう

おなかの赤ちゃんは、はいはいのような動きや歩くような動きをしている、といいましたが、この動きは、生まれてしばらくは、反射というかたちで残っています。「原始歩行」と呼ばれる反射がそれで、赤ちゃんのわきを支えて立たせ、床に足をつけると、足を交互に出し、前に歩くような運動をします。

この反射運動は、生後2か月ぐらいでいったん消えてしまいます。せっかくおなかのなかで練習したのに、ムダになってしまったのでしょうか。

けっしてそうではありません。赤ちゃんは、外の世界では自分で自分のからだを支えることができません。筋肉も骨格も、それだけの発達をしていませんし、重力をコントロールして自分のからだの向きを調整するとか、足の裏の狭い面積でバランスをとるといった、脳の神経系の発達もしていません。だから一時期この動きを封印し、首すわりから徐々に発達を積み重ねていって、生後1年くらいたって、「よし、いけるぞ」と思ったときに、今度は反射ではなく、大脳からの指令として、歩行運動のスイッチを入れるのです。

その前にちょっとだけ、「はえば立て、立てば歩めの親心」を満足させる、原始歩行を味わってみてはいかがですか。

まだ首すわりが完成していない
赤ちゃんなので、
首をしっかり支えてください。
ひんぱんに試したりせず、
たまにやってみる程度にしましょう。

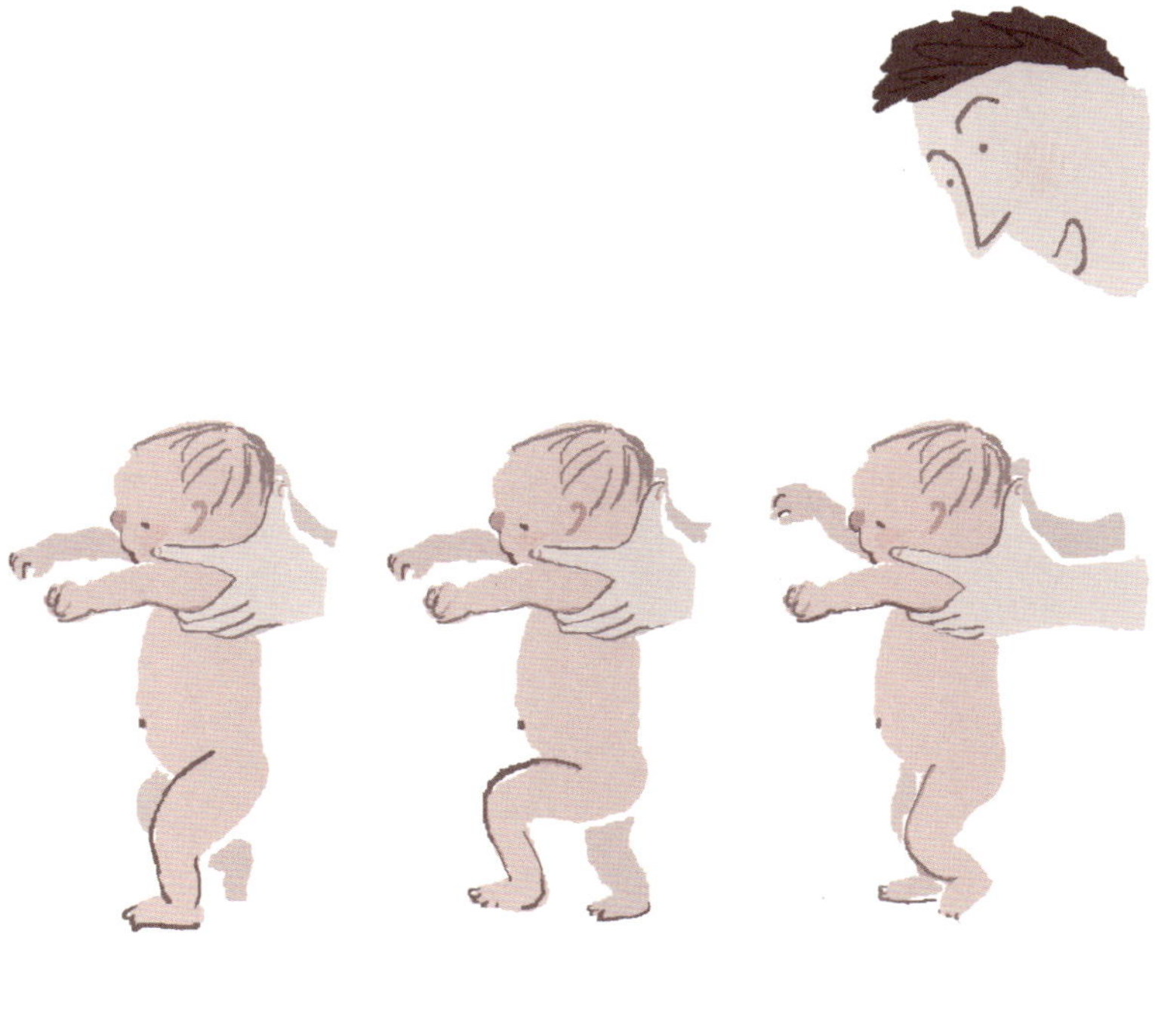

赤ちゃんの不思議な力を使った実験①

赤ちゃんに、アッカンベーをしてみよう

赤ちゃんは、生まれてすぐから、顔まねができます。試しに、赤ちゃんの顔から30㎝くらいのところで、赤ちゃんに向かって舌を出してみてください。

まずは30秒ほど、普通の顔を見せます。その後、舌を出す↓引っこめるという動きを、それぞれ2秒間ぐらいずつ、3〜4回繰り返し、その後普通の顔に戻します。

この一連の顔の変化のパターンを何度か繰り返していると、赤ちゃんは自分も舌を出すような顔をします。

舌を出す表情のほかにも、口をあける、唇をとがらせる、といった表情も、同じようなパターンで見せていくと、まねできることが分かっています。

まねできる、ということは、相手の顔を視覚的に認識して、それを自分の同じ身体部位に移しかえて、同じところを動かす、という動作ができているということになります。でも、生まれたばかりの赤ちゃんは、自分の顔を鏡で見て認識しているわけではなく、自分の表情と相手の表情をくらべることもできないのに、どうしてまねできるのでしょう。その答えはまだ見つかっていません。まさに、「常識」を超えた能力を赤ちゃんがもっていることを示す実験といえます。

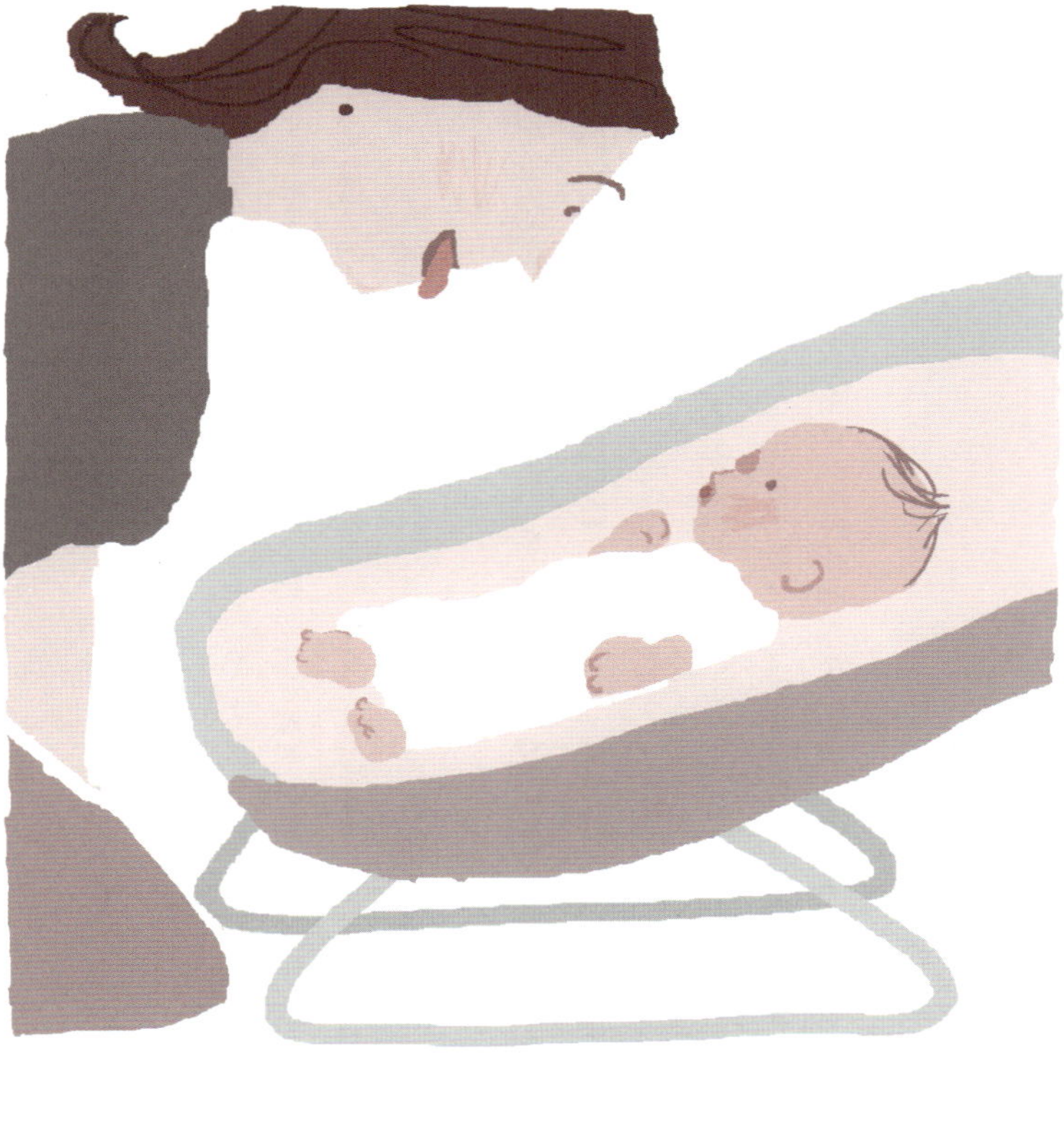

赤ちゃんの足に風船をつけてみよう

この実験は、生後2～3か月になってからの赤ちゃんに試してみてください。

まず、赤ちゃんの足首に、リボンのついた浮き上がる風船をつけます。ベビーベッドの柵を利用して、赤ちゃんに見えやすい場所に風船がくるようにします。

この風船は、赤ちゃんが足を動かすと動きます。赤ちゃんは、足を動かすと風船が動く、ということにしだいに気づいて、風船とつながったほうの足を動かすようになります。しばらくして、足首のリボンをはずしてみると、足を動かしてももう風船は動かないということに気づき、足の動きはふだんの動きに戻ります。

さらにこの実験は、赤ちゃんの長期記憶の実験にも使えます。2日間、この遊びをしたのち、2～3か月の赤ちゃんならば3日間ぐらい、風船をまったく見せない生活をし、4日目に、同じ遊びをさせてみましょう。すると赤ちゃんは、すぐにリボンのついた足を動かすようになります。つまり、3日前に遊んだときのことを、記憶していたということが分かるのです。

本当は、リボンを結ぶ前の両足の動きを何分間か観察して、その動きと比較するなど、もっと細かい工程を踏んでいくのですが、おうちで遊ぶなら、そんな難しい工程は必要ないので、赤ちゃんといっしょに遊んでみてください。

リボンがきつく
なりすぎないように注意して。
遊んでいるあいだは目を離さずに、
いっしょに遊んでくださいね。

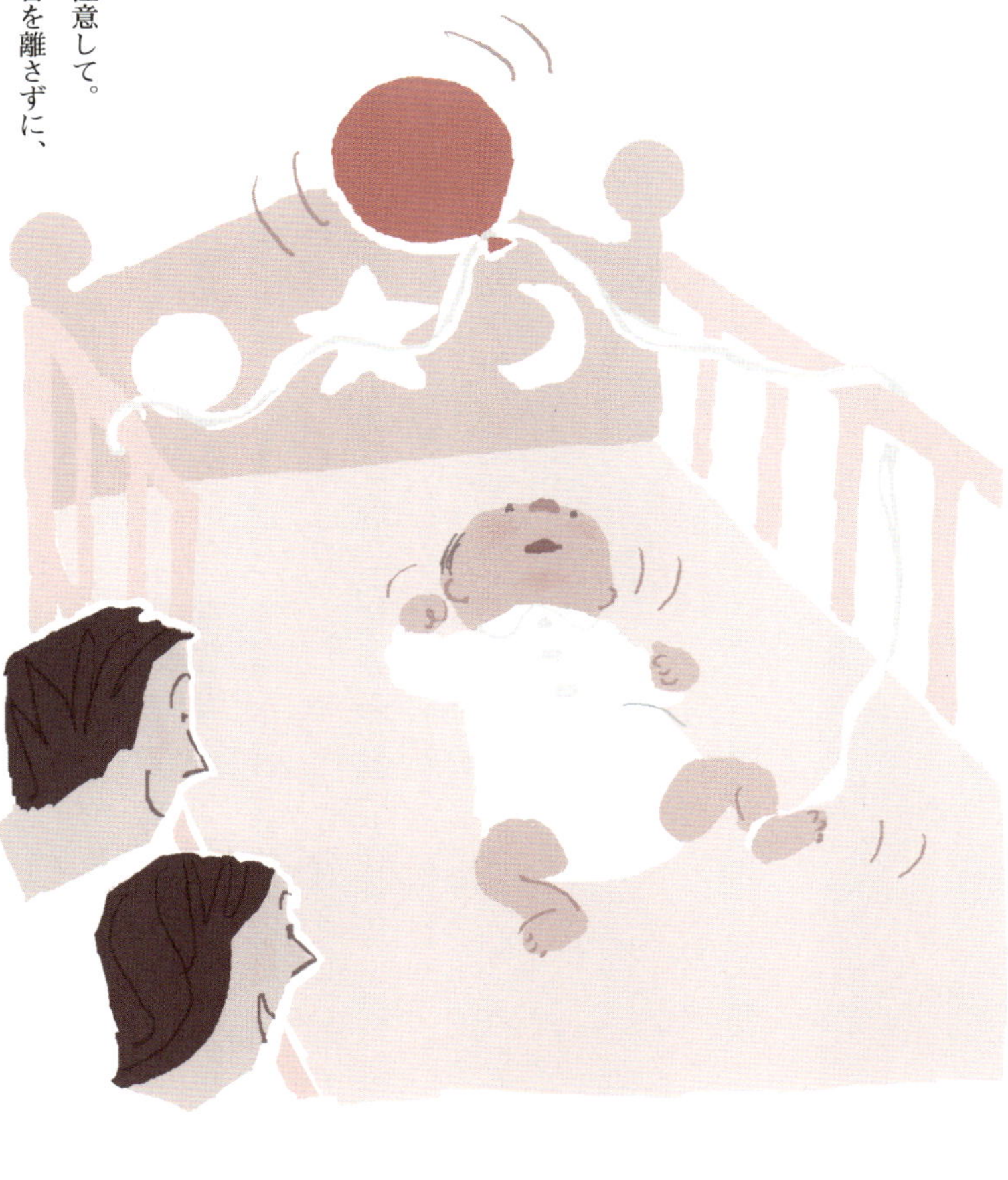

いろいろな抱っこをしてみよう①

手足をまとめてぎゅっと抱っこ

これは実験というよりも、育児のコツかもしれませんが、赤ちゃんは、抱っこのしかたによって、安心感を得たり、不安になったり、好奇心をかき立てられたりという変化があります。

たとえば、抱っこしてもなかなか泣きやんでくれないとか、なんとなく抱っこがしっくりいかないという場合、「抱っこが嫌いなのかしら」と思ってしまう前に、赤ちゃんの首をひじの内側でしっかり支え、手足を赤ちゃんのからだの前のところにまとめるようにして、抱っこしてみてください。ちょうど羊水のなかにいるときのような姿勢をイメージして抱っこしてみるとよいでしょう。

こわごわ抱っこするよりも、お母さんお父さんの胸にぎゅっとくっつけて抱っこするほうが、赤ちゃんは安心するようです。もちろん、呼吸が苦しくなるほど強く抱っこしてはいけませんが……。

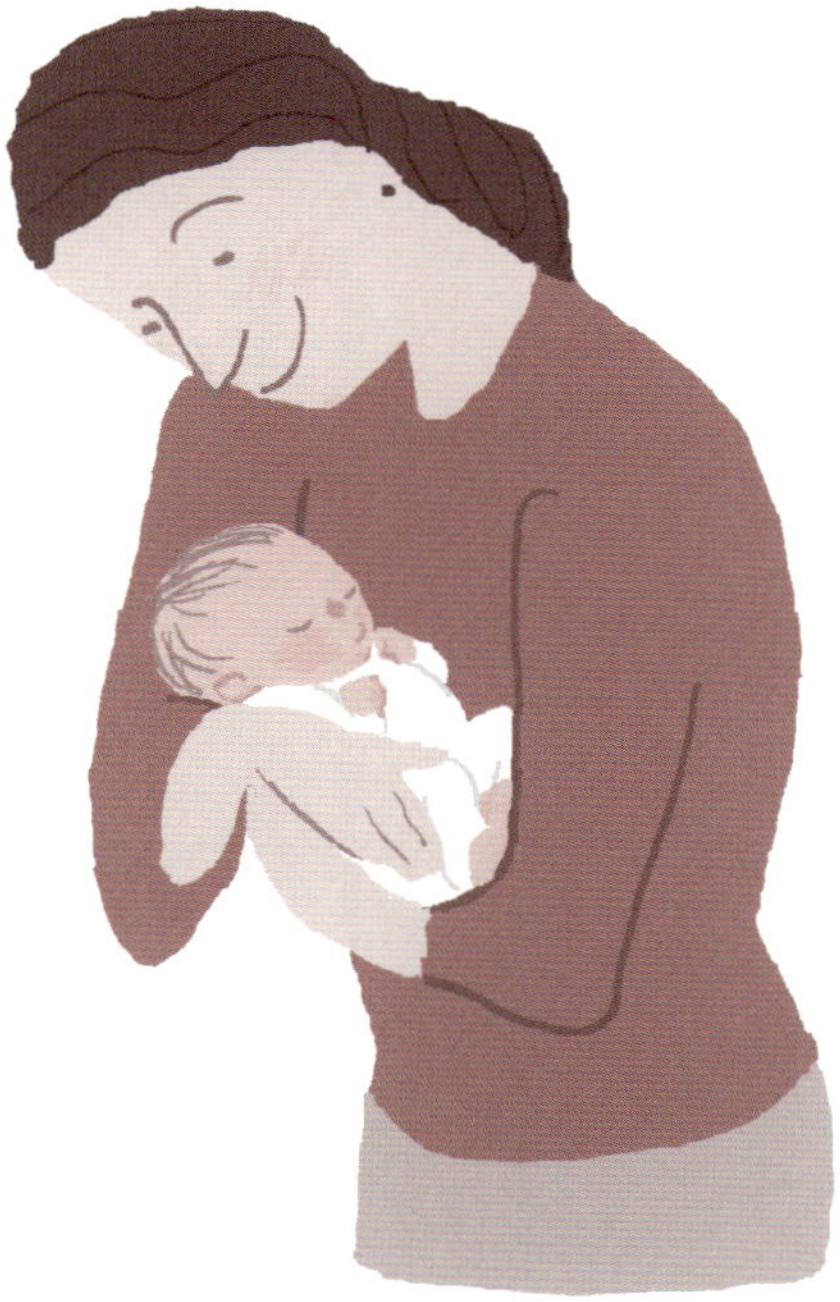

いろいろな抱っこをしてみよう②

外の世界を見せる抱っこ

赤ちゃんは、好奇心のかたまりのような存在です。生後2か月ごろには、何かに注目して見つめたり、左右に動くものを追視することも、少しはできるようになってきます。

そんな赤ちゃんに、お母さんお父さんはラクができ、赤ちゃんは外の世界を見られる抱っこを、ときどきしてあげるのもよいと思います。

赤ちゃんのご機嫌がいいときに、抱っこをする人は、背中をクッションや座椅子にもたれかけ、赤ちゃんの背中がべったりと抱っこする人にくっつくように、手足は赤ちゃんのからだの前にまとめて抱いてみてください。赤ちゃんは、背中がぴったりとくっついていると安心できます。安心した気持ちでまわりの世界を見ることは、赤ちゃんにとてもよい刺激を与えてくれます。

ただし、テレビやビデオはNG。まばゆい光の点滅に、赤ちゃんは目を離せなくなってしまうので、まるで「興味をもって見ている」ように見えますが、本当は、目をそらしたくてもそらせなくなってしまっているのです。

人の動き、特にきょうだい児がいる場合、お兄ちゃんお姉ちゃんの姿を見ていることが、赤ちゃんは大好きです。

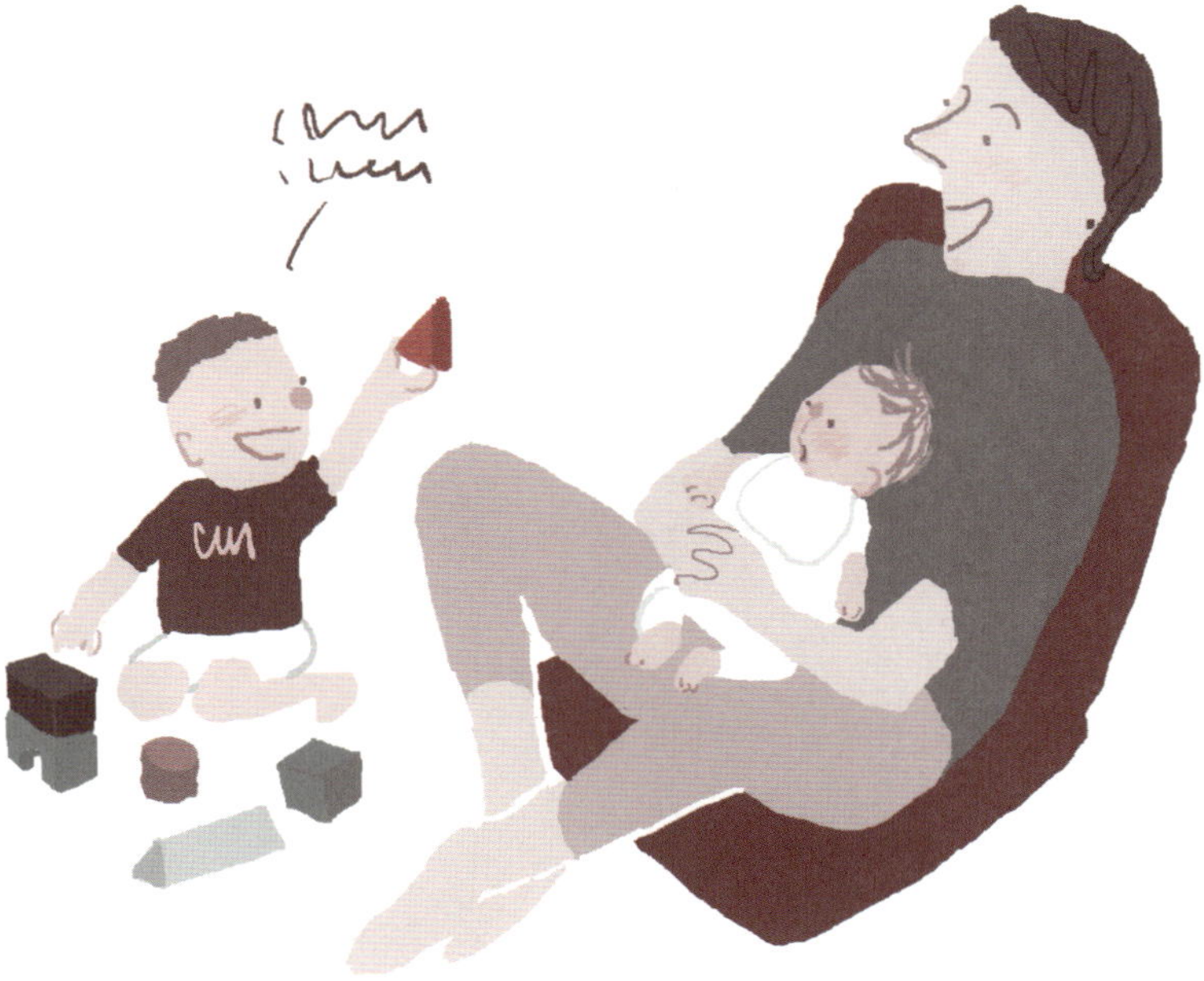

赤ちゃんとコミュニケーションをとろう

泣き声はサイン。あわてないでいい

外の世界に生まれ出た赤ちゃんが最初にすることは、これまで子宮のなかで羊水を呼吸していた肺に、空気を吸いこんで、それを吐き出すこと。これが「オギャー」という産声です。赤ちゃんが元気に生まれてくれたことを知る、感動の瞬間です。

赤ちゃんの泣き声のなかで、この産声だけは役割が違い、肺呼吸を始める合図ですが、その後の泣き声は、赤ちゃんからお母さんお父さんへのメッセージです。まだことばを話せない赤ちゃんのいちばんの表現方法は、泣くこと。赤ちゃんに泣かれてしまうと、「何か失敗したかしら」「私が未熟だから、泣くのかしら」と思ってしまうお母さんもいるようですが、そうではありません。生まれたばかりの赤ちゃんの泣き声は、赤ちゃんの「ことば」だと考えて、こちらからも声をかけながら、お話をするつもりで対応していけばいいのです。

一刻も早く泣きやませなければ、とあわてることもありません。赤ちゃんは、泣くのも仕事のうち。だからといって、何もせずほうっておいてはいけませんが、「どうしたのかな、おっぱいかな、おむつかな、おねむかな……」と声をかけながら、赤ちゃんが泣いている理由を、ゆっくり考えてみましょう。

泣き声をよく聞いてみると、違いが分かってくる

「なんで泣いているのか分からないんです」「赤ちゃんが、なかなか泣きやんでくれないんです」というお母さんの悩みを聞くことがあります。でも、最初から赤ちゃんの泣き声サインを読み取れるお母さんなんていません。子どもを何人も育ててきたようなベテランお母さんだって、「どうして泣いているのかしら」ということはよくあることなのです。赤ちゃんは一人ひとり、個性的な存在であり、泣き方もみな違います。つきあっていくなかで、しだいにその特徴が分かるようになってくるものです。

赤ちゃんが泣いているときには、赤ちゃんの顔を見て、声をよく聞いてみましょう。弱弱しく長い泣き声や、あえぐような息づかい、ぐったりした表情のときには、ぐあいが悪いときかもしれません。熱はないか、うんちの状態はどうかなどを注意して観察し、場合によっては受診することも考えましょう。

極端に激しい泣き方をするときも、どこか痛いということが考えられますが、元気に泣いているときには、むしろ深刻な状態ではないことが多いようです。うんちが出なくてガスがたまっておなかが痛いとか、虫にさされたとか、おむつがすれて痛いとか、どこかに不快なところがあるのかもしれない、と考えてみるといいと思います。激しく泣いているのに、だんだんぐったりしてくるときには、受診を考えましょう。

「いつもの泣き方」の範囲なら、おっぱいをあげた時間やおむつをかえた時間からどのぐらいたっているかとか、そろそろ眠くなる時間ではないかなど、ひとつずつ考えて、対応してみましょう。あせることはありません。

赤ちゃんの泣き声との会話は、赤ちゃんとのコミュニケーションの最初の一歩です。お母さんお父さんとのやりとりのなかで、赤ちゃんも、いろいろなバリエーションの泣き方をするようになり、お母さんお父さんは、泣き声で赤ちゃんの要求が分かるようになっていくというように、相互関係のなかで、それぞれ個性的な親子関係がつくられていきます。

赤ちゃんとお昼寝、がつくる親子の絆

生まれたばかりの赤ちゃんは、お母さんのおなかのなかにいたころの安心感を求めています。それを満たしてあげることが、お母さんお父さんとの親子の絆をつくり、円滑なコミュニケーションのベースにもなります。

赤ちゃんの安心感を満たすのは、なんといっても「抱っこ」です。親のほうが子どもをぎゅっと抱きしめられる動物は、人間ぐらいのものです。赤ちゃんの手足をまとめて、お母さんお父さんの胸にしっかりとくっつけて抱っこしてあげましょう（100ページを参照）。肌が触れ合うぬくもりや柔らかさ、聞きなれた鼓動の音で、赤ちゃんを包んであげてください。抱き癖なんて気にすることはありません。抱きたいだけ抱いてあげればいいのです。抱っこは赤ちゃんだけでなく、お母さんお父さんの側にも、育児への自信や意欲を高める効果があることが分かっています。

もうひとつ、親子の絆が強まるのが「添い寝」です。岡山県立大学情報工学・渡辺教授は、添い寝をしているときのお母さんと赤ちゃんの心音を分析しました。その結果、赤ちゃんを寝かしつけはじめると、まずお母さんの心音の速度がゆっくりになり、それに引きこまれて赤ちゃんの心音の速度がゆっくりになって眠りにつきます。するとお母さんの心音の速度はさらにゆっくりになるというよう

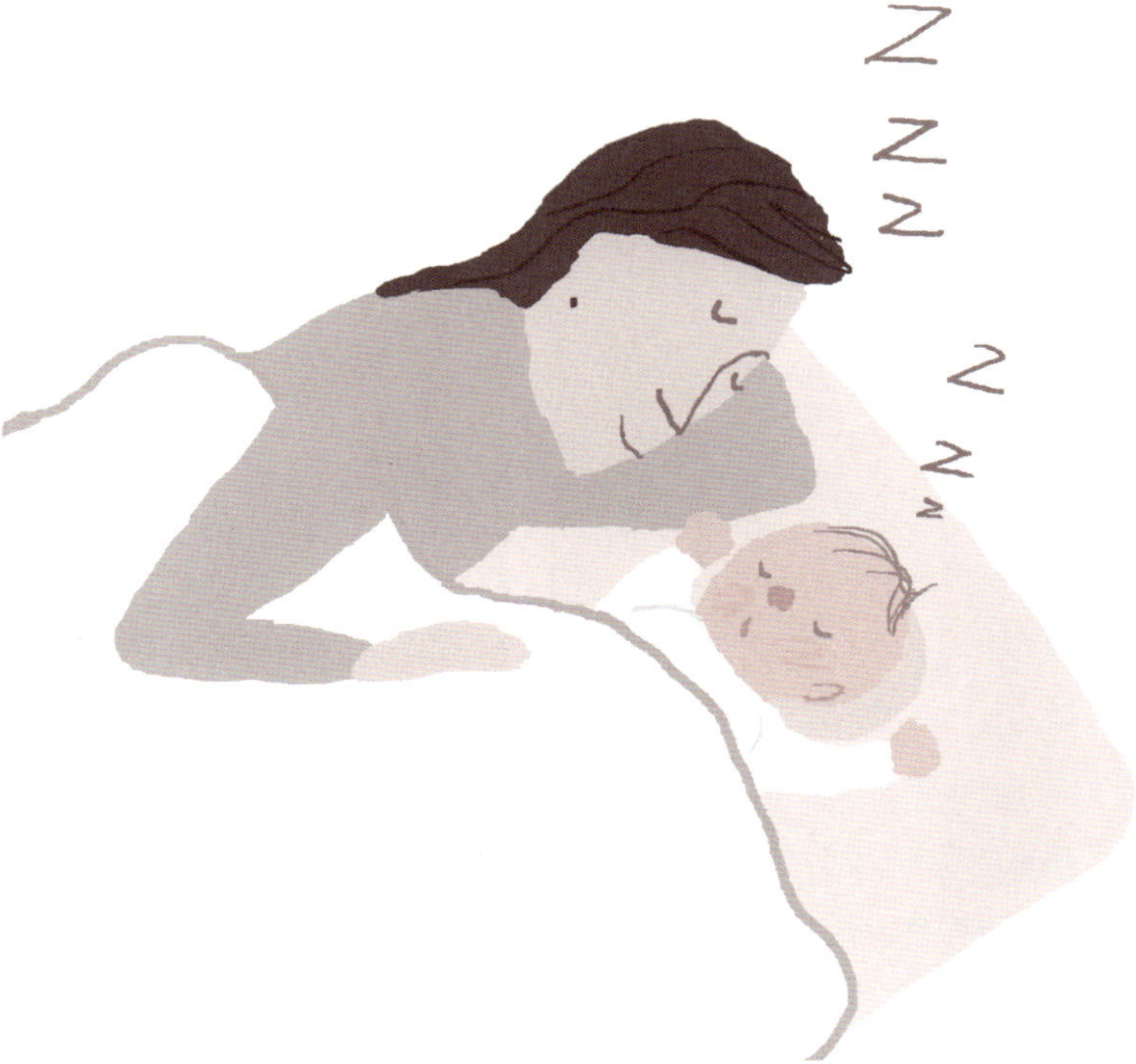
Z
Z
Z
Z
Z
z

に、ふたりの鼓動が知らず知らずのうちに同調する状態になっていくことが分かりました(「引きこみ現象」といいます)。

赤ちゃんを寝かしつけながら、つい自分もウトウト、というのは、お母さんと赤ちゃんとの絆の証明でもあるのです。堂々と、赤ちゃんとお昼寝をしてください。

「話しかけてあげる」ではなく、赤ちゃんの呼びかけに反応しよう

「赤ちゃんにはたくさん声をかけて育てましょう」といわれます。これは、とても大切な育て方のポイントです。生まれたばかりの赤ちゃんでも、お母さんに声をかけられると、それに反応するように手足を動かしたり、一瞬泣き声を止めて、お母さんの声を聞くようなようすを見せます。そんな赤ちゃんのようすに対して、お母さんがまた声をかけたり抱き上げたりと反応すると、赤ちゃんもまた、からだ全体で反応を返してくれます。こうしたやりとりが、コミュニケーションのベースであり、赤ちゃんのことばや認知の発達に本質的にかかわる大切なものだと考えられています。

ただ、「ことばをかける」ことの大切さが強調されるようになると、ちょっと困った風潮も出てきます。まるでシャワーのような言語刺激を与えつづけることで、子どもの知的能力が伸びるといった誤解です。赤ちゃんへの語りかけすら、早期教育の材料にしようというのは、ばかげたことです。

親が子どもに声をかけるのは、「あなたのことが愛おしいのよ」「あなたを幸せにしてあげたいのよ」という思いからですよね。赤ちゃんが好むちょっと高めの声のトーンになるのも、繰り返し音や聞き取りやすい音がたくさん入った赤ちゃんことばを話したくなるのも、そうしなさいと教えられたからではなく、自然にそうなってしまう、ということでしょう。

なぜ「自然に」そうなってしまうかといえば、赤ちゃんがそれを喜び、反応を返してくれるからです。語りかけの主体は、赤ちゃんのほうにあります。赤ちゃんが発してくれる、声や動作のサインに、大人のほうが合わせていく。これが語りかけの、いちばん大切なルールです。

赤ちゃんをよく見てみましょう。手足を動かしたり、ムグムグと声を出したり、フニフニとぐずったり、ビャーッと泣いたり、生まれて2か月もすれば、「クー」と声を出して親を呼び、あやすとにっこりほほえむようになります。そのどれもが、赤ちゃんからのメッセージです。大人はそれを聞いて、思わず笑いかけたり、話しかけたり、抱き上げたりするわけです。赤ちゃんを見ているなかで、「自然に、思わず出てしまう」はたらきかけがあれば、赤ちゃんはさらにこちらを引きこむような力を手に入れ、大人を上手に使って育っていきます。それが、赤ちゃんに備わったすばらしいコミュニケーション能力なのです。

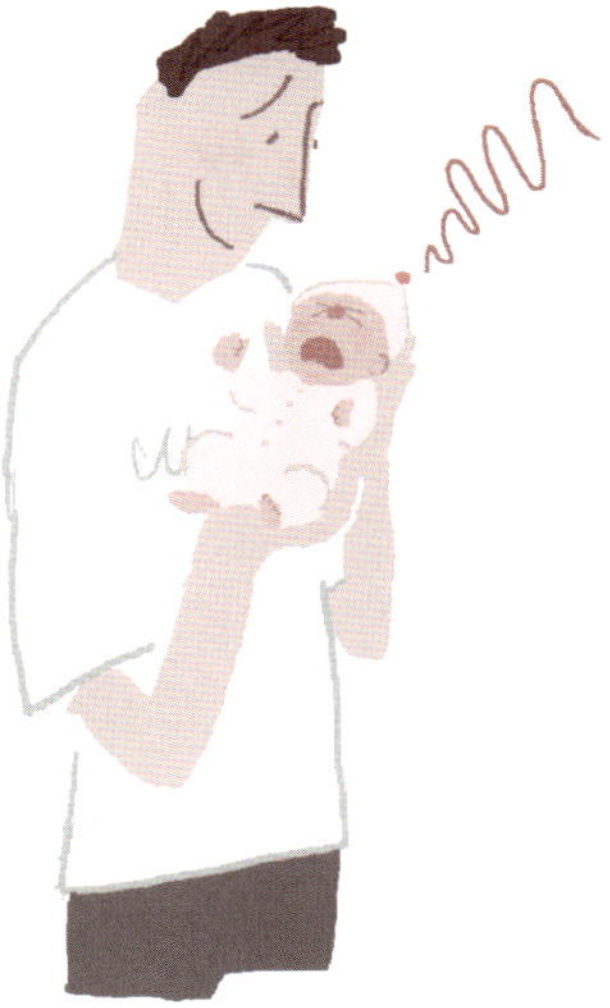

赤ちゃん研究で分かってきた、赤ちゃんの「もって生まれた力」

さまざまな赤ちゃん研究のなかから、
赤ちゃんは、驚くほどの力をもって生まれてくることが、
次々に分かってきました。
そのなかのいくつかを、紹介したいと思います。

赤ちゃんは、顔の違いを瞬時に見分ける

かつてＮＩＣＵ(新生児集中治療室)で、こんな体験がありました。

ＮＩＣＵに入院している、早産で生まれた赤ちゃんのもとに、お母さんが面会に来たところ、赤ちゃんはお母さんを見て泣き出してしまいました。どうしてだろうと考え、気づいたことはマスクでした。ＮＩＣＵの看護師は、いつもマスクをして、赤ちゃんの世話をしています。そこでお母さんにもマスクをつけてもらったところ、赤ちゃんはぴたりと泣きやみました。

この赤ちゃんは、本来ならまだおなかのなかにいるはずの赤ちゃんです。にもかかわらず、すでに視覚によって違いを認識できることが証明されたのです。もちろんこの赤ちゃんは、退院と同時にマスクをしていないお母さんにもすぐになつきました。自分の世話をしてくれる人の顔の特徴を見分け

る能力があるのと同時に、多様な認識の回路をもつ人間の柔軟な適応能力があることも、これによって分かります。

また、生まれて数か月の赤ちゃんに、ある顔(a)を見せると、その顔に注目して見つめます。赤ちゃんは、見慣れないものを見つけるとじっと見つめるのです。しかし、しばらくすると、飽きて(慣れて)目をそらします。そのときに今度は、(a)の顔と、ちょっと表情が違うだけの顔(b)を2つ並べて見せると、瞬時に(b)の顔に注目します。これは、わずかな表情の差を瞬時に見分け、新しい顔のほうに注目していることの証明になる実験結果です。

同じ実験を、「最初の顔と違うのはどっちでしょう」と言って大人にしてもらうと、とても迷う人、分からずに間違える人もたくさんいます。赤ちゃんの視覚認知能力は、大人を凌駕するほどすぐれているのです。

赤ちゃんは、ただ見分けるだけでなく、その表情のまねをすることもできます。自分の顔を鏡で見る経験もまだないような早産児や、生まれたばかりの赤ちゃんでも、舌を出したりひっこめたりしていると、やがてそれをまねするのです。

さらに驚くべき発見は、早産児の場合、福笑いのように、目鼻口の位置がばらばらなお面の口から舌を出してもまねをしますが、生後2~3か月になると、きちんと整った人間の顔でないとまねしなくなるということです。この時期になると、赤ちゃんはきちんと人間の顔のパーツの位置関係が分かるようになっていて、人間の顔を意識したうえで、まねているということになるのです。

赤ちゃんは、お母さんのおっぱいをかぎ分ける

赤ちゃんの認知能力は、嗅覚においてもすばらしいものがあります。

こんな実験をしてみました。赤ちゃんのお母さんのおっぱいをしみこませたガーゼと、別のお母さんのおっぱいをしみこませたガーゼを用意し、同時に赤ちゃんの顔の両側に近づけてみます。すると赤ちゃんは、必ず自分のお母さんのおっぱいのガーゼのほうに顔を向けて、一生懸命口を近づけ、それを吸おうとするのです。そこで位置を逆にして、もう一度実験してみても、また自分のお母さんのおっぱいのガーゼをかぎ分け、顔を向けます。

ワケあって、お母さんと別々に過ごさなければならないNICUの赤ちゃんでも、お母さんのおっぱいの匂いはちゃんと覚えていてくれます。離れ離れの時間が、親子の絆の欠落になることはけっしてない、というのは、このような赤ちゃんの力によるところも大きいのです。お母さんの声、お母さんの心音、お母さんの匂い。赤ちゃんは、自分が生きていくために必要な情報が何であるかを分かっていて、それを自分の感覚にインプットしているといえます。

赤ちゃんは、舌で感じたものを目で見分ける

大人にはなかなかまねできない、赤ちゃんだけの能力があります。それは「共感覚」というもので、ある刺激を受けたときに、それを本来受け取るべき感覚以外のところでも認知できるという能力です。

たとえば、生まれたばかりの赤ちゃんに目隠しをして、おしゃぶりを吸ってもらいます。赤ちゃんがひとしきり吸ったところで、おしゃぶりをはずし、形の違ういくつかのおしゃぶりのなかに紛れこませ、それから赤ちゃんの目隠しをとります。すると赤ちゃんは、なぜか自分が吸っていたおしゃぶ

りに目をやって見つめるのです。

つまり、これは赤ちゃんが舌で感じていたおしゃぶりの触覚刺激を、視覚的にも認識することができるということです。まるで手品のような能力ですね。

この「共感覚」は、成長するにつれてだんだん弱まってきます。脳のはたらきが整理され、必要な神経回路だけが残ってほかの回路を消滅させていくからです（「シナプスの刈りこみ」といいます。115ページを参照）。

しかし、状況によっては、大人にも共感覚がはっきりと残ることがあります。たとえば、目の不自由な人が点字を読む場合、脳の視覚野のはたらきが活発になることが分かっています。つまり、目から視覚野への入力回路にダメージを受けている人は、指先から視覚野への回路が強化され、共感覚を使って、「手で見る」という状態になるのです。ダメージを補完する脳のすぐれた能力の一端です。

また、私たちにも、青い色は涼しい感じ、赤い色は暖かい感じ、というように、目で見た色を、触覚で感じる温度でイメージすることがあります。これも、わずかに残った共感覚のはたらきといえるでしょう。

赤ちゃんは、微妙な発音も聞き分ける

赤ちゃんの感覚のなかで、最も早くから発達し、すぐれた能力をもつのは、なんといっても聴覚です。おなかのなかにいるうちから赤ちゃんは、外の世界のさまざまな音を聞いています。

生まれてから、胎内の音やお母さんが妊娠中によく聞いていた音楽を聞かせると赤ちゃんが落ち着くというのは、それを証明するものです。もちろん、お母さんの声も、赤ちゃんはしっかり認識しています。

さらに生後1か月ごろの赤ちゃんは、音の違いにとても敏感で、世界中の言語を聞き分けるといわれています。もちろん、ことばとして認識しているということではなく、大きなかたまりとしての音やイントネーションとしてです。フランスの言語学者ジャック・メレールの研究報告によれば、生まれて数日の新生児でも、言語音とそうでない音を区別できるということです。

言語の聞き分けに関して常に例に出されるのが、日本人がRとLの発音を聞き分けられるかどうか、ということですが、生後1か月の赤ちゃんには、その聞き分けができると考えられています。しかし3か月ごろには、よく話しかけてくれる人のことば（母語）にはっきりと反応するようになり、そのころから、母語で用いない発音（日本語で話しかけられる赤ちゃんにとってはRとLの発音の違いなど）の聞き分けはしだいにできなくなっていくようです。

「せっかくもって生まれた力を、みすみす失くしてしまうのはもったいない。失くしてしまう前に、外国語教育を！」という主張は、こうしたところから生まれているようです。確かに、子どもは環境と刺激によって思わぬ能力を身につけることがありますが、その前に知っておかなければいけないの

は、「なぜ、失われる能力があるのか」ということです。トータルで見た子どもの成長発達のなかで、その能力がどんな意味や位置づけをもつのかを考えずに、単に突出した一部分の能力だけを見るのでは、「木を見て森を見ず」ということになってしまいます。

赤ちゃんが、どれほど緻密なプログラムによって育ち、この世に生まれてきたかは、これまでずっと述べてきたとおりです。だとすれば、「失われる」ことも大切なプログラムの一環として組みこまれていることなのではないか、と考えることもできます。それを次の項で検証していきたいと思います。

赤ちゃん特有の能力が消えてしまうのは、残念なこと？

おなかの赤ちゃんは、成長の過程で、いったん神経細胞を多くつくり、それから数を減らしていって、生まれるころには大人とほぼ同じ数になるというお話をしました。「減ることも大切な発達の段階」というのは、生まれてからの赤ちゃんの脳のなかでも起きています。「シナプスの過形成と刈りこみ」と呼ばれる現象がそれです。

シナプスというのは、神経細胞同士の結合部分のことで、ここが情報伝達のルートになります（27ページの図参照）。そのシナプスを、必要以上につくるのが過形成、数を減らすのが刈りこみです。神経細胞と同じように、赤ちゃんの脳のなかでは、シナプスはいったん余分につくられ、それから数を減らしていくことが分かっています。何かトラブルが発生した場合に、あらかじめスペアが用意されていれば、ダメージを修復するのも容易です。そのための過形成ではないかと思われます。

ではなぜ、ある時期から余分なシナプスは刈りこまれていくのでしょうか。それは、情報伝達を整理するためです。私たちが暮らしている高度情報化社会では、ありとあらゆる情報が氾濫していて、ときに私たちの判断を迷わせ、誤らせます。シナプスが多すぎる脳のなかも、それと同じ状態にあると考えると、イメージしやすいでしょう。生きていくために必要な情報を整理し、命令系統を一本化することが、ムダのない動きや、新たな学習のためには、どうしても必要になるのです。

たとえば、さきほど述べた共感覚がいつまでも残ったままで成長していくとしたらどうでしょう。便利なこともあるでしょうが、多すぎる刺激が邪魔になることのほうが多いのではないでしょうか。ことばの理解についても、お母さんお父さんが話すことばが、ただの音の流れやかたまりの状態から、しだいに文節や単語に分かれて聞こえるようになるためには、お母さんお父さんのことばを理解するのに不要な音を拾う回路を消すほうが効率がよいという判断で、赤ちゃんの脳はシナプスを刈りこんでいくのではないでしょうか。

刺激を与えられるシナプスは生き残り、刺激を受けなかったシナプスは消えていく。この考え方は、エーデルマンとシャンデューという二人の学者によって提唱され、「神経ダーウィニズム」と呼ばれています。ダーウィニズムというのは、ダーウィンの進化論にかけたことばで、「優勢なものが生き残る」という考え方です。つまり、神経細胞同士も自然淘汰によって、優位なほうが残る形で整理されていくということです。九州大学医学部の鍋島先生によるマウス実験でも、このことは証明されていて、電気刺激を与えつづけたシナプスは生き残り、刺激を与えなかったシナプスは消失していきました。赤ちゃんの場合、「刺激」にあたるものが、周囲の環境やはたらきかけということになります。

では、外からの刺激をたくさん与えること＝赤ちゃんからの早期教育は、やはり有効ではないか、という声も聞こえてきそうですが、ここで思い出していただきたいのが、「数が減るのも発達」ということです。

シナプスが競合しながら徐々に整理されていくことの重要性が発見された現在では、ある程度の必要な刺激以上の過度の刺激を与えることは、かえって子どもの発達の負担になるのではないかと考えられるようになっています。動物実験では、脳によけいな刺激や運動の負荷を与えたところ、脳の正常な機能が傷ついてしまったという例も報告されています。なんでもかんでも、山のように与えれば与えただけ、子どもはそれを吸収し、かしこい脳がつくられていく、という従来の考え方は、すでにひと昔前の考え方になりつつあります。

赤ちゃんは、おなかのなかから外に出ただけで、ありとあらゆる刺激を受けて育っています。お母さんお父さんとのやりとりだけでも、十分な刺激です。ことさらに「赤ちゃんのうちから毎日何冊の本の読み聞かせを」「英語のＣＤを」「音楽のＣＤを」というような早期教育的刺激が、赤ちゃんへの「適当な刺激」なのか、慎重に考え直す必要があると思います。

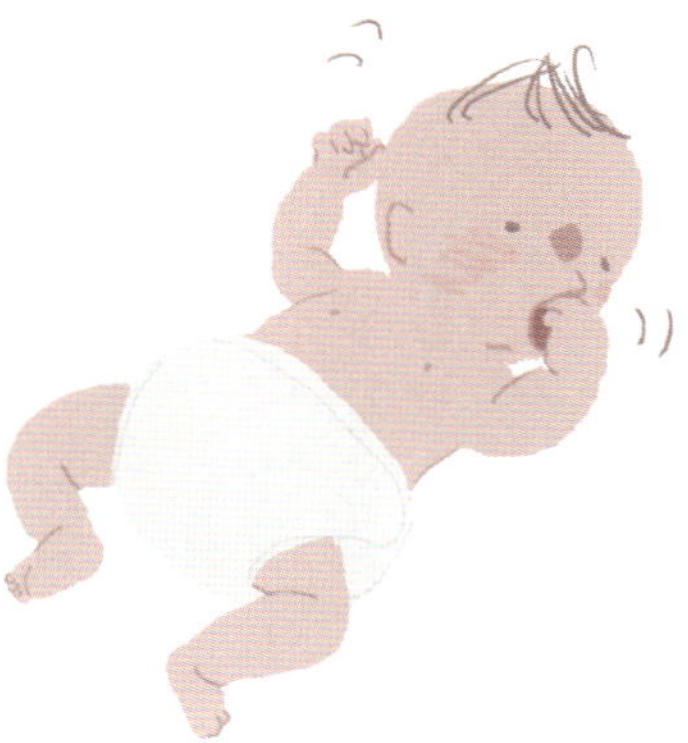

「育てる」でなく、「育ちにつきあう」という発想が育児をラクにしてくれる

今の世の中は、お母さんを不安にさせる情報があふれています。子どもに少しでも「標準外」（標準というか型にはめる考え方がおかしいのですが）のことがあると、お母さんの育て方や愛情（お父さんではなく……）が問題にされます。

これはとてもずるい論法だと私は思います。完璧な育児をしている人なんて一人もいません。だれだって、振り返れば一つや二つ、「あのとき、こうすれば……」という後悔や反省はあります。だから、「私のせいではありません！」と反論しきれないのです。でも、赤ちゃんはちょっとやそっとのことでは、その後の成長にかかわるようなトラウマを抱えることなんてありません。

愛情はたしかに大切です。でも、愛情不足が発育や発達に影響を及ぼすほどの例というのは、戦争孤児やひどい虐待経験のある子どもなど、常識では考えられないほどの悲しい生育歴をもった子どもたちのものです。しかも、そういう子どもたちでさえ、その後の適切なサポートで改善は見られるのです。

「私の育て方で子どもの将来は決まる」と考えると、育児は不安ばかりになってしまいます。赤ちゃんは、自ら育つ力をもっています。親はその傍らで、「育ちにつきあう」存在です。どんなときも、まずは赤ちゃんをよく見ることです。赤ちゃんの戦略に乗って、楽しく赤ちゃんにかかわっていきましょう。

スペシャル対談

お母さんに伝えたい子どものこと、脳科学のこと

対談パートナー
お茶の水女子大学 子ども発達教育研究センター教授
榊原洋一

小西先生の、「子どもをトータルでとらえる」という発達観は、とてもユニークだと感心しています（榊原）

小西　きょうは、ここ数年の、赤ちゃんについてのさまざまな発見や脳科学の進歩について、どんなことが分かってきたのかということと同時に、どんなことが分かっていないのか、どんな誤解が広がってしまっているのか、ということを、榊原先生とお話ししたいと思って、対談をお願いしたんです。

榊原　なるほど。その件に関しては、ぼくもお話ししたいことはたくさんありますよ。

小西　そうですね。いつの間にか、ぼくたちは同志のような関係になっていますから。

榊原　ぼくたちのそもそもの出会いを、何にたとえようかと考えたんですけどね、「老いらくの恋」ならぬ「同志愛」って感じですかね。

小西　間違っても、恋のほうじゃないけどね。（笑）

榊原　今でこそ、30年来の友人のような感じがしますが、ぼくが小西先生のことを意識したのは、ほんの10年ぐらい前です。小児神経科学会の評議会で、ちょっと変わった人がいるなあって。

小西　ぼくも、えらく口の達者な先生がいるなあって思ってましたよ。（笑）

榊原　二人を結びつけてくれたのが、小林登先生でしたね。その後小西先生は「日本赤ちゃん学会」の立ち上げから現在は理事長になられ、ぼくは「日本子ども学会」の運営委員会に参加させていただいていますが、これも小林先生とのつながりです。不思議な縁《えにし》ですよね。

ぼくは、小西先生が子どもを全体としてとらえようとする見方が、とてもユニークだなあと感心しています。とくに小児科医のなかでは、そういう見方をする人は少ないですね。発達についての考え方もそうです。問題にされる症状などの一部分を見るのではなく、子どもをトータルでとらえて考えようとしますよね。

小西　そのあたりが、榊原先生とぼくがお互いに引き合った部分なのかな。先生といっしょにいるとおもしろいですよ。細かいところで違いはあるけれど、根底のところがつながっている感じがします。これに関しては違うことをいった……と思っていたら、どこかで先生も同じことをいっていることがよくあります。

基礎研究と、子どもを実際に見るのでは決定的に違います。ぼくたちが相手にしているのは、人間ですから(小西)

榊原　子どものことも、赤ちゃんのことも、発達のことも、ここ数年で本当にいろいろなことが分かってきました。そのなかでも、脳科学はまるでブームですよね。子どもの発達を理解するうえで、脳科学がひんぱんに使われるようになりました。ぼくも小西先生も、専門は小児神経学ですから、子どもの脳の発達について、私たちも研究をしていますし、こうした研究によって新しい発見があるのは、とても意義深いことだと思っています。でも、その上滑りには乗りたくないと思うんですよ。

脳科学の大家とまでいわれた小西先生としては、どうです？

小西　私は脳科学者ではありません。そんなに優秀でもないし……。また現場を知らないわけでもないので、私は発達神経科医と思っています。結局のところ、学問としてはまだまだ未成熟なんだろうと思いますね。あと、一番大きいのは、臨床や育児の現場を知らないということでしょう。

榊原　そう、それ！　脳科学には、臨床、つまり子どもたちを見るという立場が、非常に重要だと思います。脳だけ研究している人は、実際の子どもの姿と結びつかないまま、すべてが分かったような気持ちになってしまう危険性もあるのではないかと。

たしかに基礎研究はとても大事です。けれども、そこで得られたことと、子どもの治療に使えるかどうかには、そうとう距離がありますよね。たとえば筋ジストロフィーは、20年前に遺伝子の異常が原因だと分かりました。そのときはみんな、5年後、遅くても10年後には治療ができるようになる、と沸き立ちました。けれど、今でも治療法は確立されていません。

脳科学もそうですよね。前頭葉が鍛えられるというゲームやドリルがたくさん発売されていますが、前頭葉機能が低下している人が使ってみて、本当に効くのかといったら、実はそんなデータはありません。結論は出ていませんよね。

小西　結論は出ないと思いますよ。なぜなら、ファクターがたくさんありますからね。やるかやらないかだけで、割り切れるものではないです。ゲームをしていないあいだ、人間はほかのことをやっています。そういうことをすべて含めていったら、たぶん差は出ないでしょう。人間は、動物実験のようにはいかないんですよ。

榊原　ぼくの義父が今、アルツハイマーで入所しているのですが、木曜の朝は計算ドリルをやらされるのがイヤで、起きてこないんですって。当たり前ですよね。80歳にもなって、朝起きて強制的にドリルをやらされるんですから。もちろん、なかには楽しんでやる方もいるでしょうが、義父にはたいへんなストレスなんです。計算ドリルをやると、明らかに痴呆の進行が遅くなる、というならいいですけど。

これについては、さまざまな実験もされていますけど、データとしては不十分なところも多々あると思います。たとえば実験に同行した人が若い女の子だったらどうなるでしょう。ぼくならよろこんでやりますって(笑)。では、それが小西先生のような、一見怖そうな男の人だったら? いろんなファクターがあるから、一概にはいえないですよ。

小西 テレビもそうですね。テレビの視聴時間の長さだけで、子どもの発達が変わるわけではありません。たくさんの子どもを見てきた人なら、そういう発想になりませんね。同じ条件でも、いろいろな子どもがいるし、双子で同じ親のもとで育っている子どもだって違うんだから。

はっきりと、「こうしたらこうなります」と因果関係を単純化するのは、インパクトがあって分かりやすいから、受け入れられやすいんでしょう。でも、そうかんたんに説明できるんだったら、ぼくたち、苦労しませんよね。

基礎研究と実際の子どもを見ることとは、決定的に違いますよ。ぼくたちが相手にしているのは人間です。きれいなデータなんて出ません。そもそも見方が違うんだと思います。

胎教とか、脳を鍛えるとか、責任もって情報を発しているか、問いたいです(榊原)

榊原　脳に対して「これをすればいい」ということが、本当の意味でのサイエンスであればいいんですけれどね。ぼくは障がいをもった子どもを診ることもありますから、本当にそういう子どもたちによい方法があるなら、すぐにでも使ってあげたいですよ。でも実際には、信じるに足るデータの裏づけがあっていわれることがほとんどないというのが現状ですね。

この本のなかで小西先生も書いていらっしゃいますが、おなかのなかの赤ちゃんの動きが超音波で分かるようになって、胎児のことがいろいろ分かってきましたよね。お母さんの感情の変化によってホルモンが出て、子どもの心拍数や胎動に変化が出る。これは本当のことです。しかしこれを勝手に拡大解釈して、「お母さんの精神状態が安定していないと、子どもに悪影響が出る」とか、「お母さんがいい音楽を聴いていると、おなかの赤ちゃんの情操教育になる」とかいって、商売にしてしまう人がいるから困る。果ては、優秀な子どもを産むために、お母さんが一生懸命アルファベットを読むとかね。どう考えたって「ちょっとおかしいんじゃないの?」と思うけれど、そういうことがけっこうあるんですよ。

小西　「お母さんが幸せだと赤ちゃんが幸せになることを、胎児の脳波で調べました」なんていうのもありましたけれど、どうやって調べたんでしょうね。たしかに胎児のＭＲＩはありますが、大きな脳の障がいの有無を調べることはできても、幸せかどうかだなんて、何を根拠にいえるんでしょう。
まして、赤ちゃんとお母さんが一心同体だなんていわれてしまっては……。

子どもが親の従属物であるかのような考え方が、子どもの人権の軽視につながるんですよ。

榊原 ぼくたちには、病気の治療をするときに、効果の出ない治療法をして訴えられたらどうするか、という意識がつねにありますよね。命を預かるのですから、治療には真剣になります。そのためには、治療法に裏づけがあるのか、治る可能性がどのぐらいあるのかを必ず考えます。

それが、胎教とか、脳を鍛えるとかってことになると、どれだけの責任をもって、情報を発しているのかと思いますね。これは単なる遊びです、ゲームですというかもしれないけれど、それを信じてしまう人もいるから問題なんです。

小西 ぼくはね、脳性マヒの子どもを診ていたとき、結果的には訓練してもよくならなかったことが多くありました。親はぼくを責めはしなかったけれど、ぼく自身は、そのときの気持ちを今でも忘れられません。そういうしんどさを、分かっているでしょうか。「こうしたらこうなる」といったときに、そうならなかった場合の責任をとる気持ちが、そういう人たちにあるのか、疑問ですね。

「分かったこと」が一人歩きして、間違った情報にすりかわってしまうこともありますね（小西）

榊原　昨今のテレビ番組の捏造《ねつぞう》事件には、マスコミに情報を流す人の姿勢が出てると思いますね。おもしろければいい、売れればいい……。たかが納豆？　いや、違いますね。積もり積もれば何が起こるか分かりませんよ。

たとえば乳児の突然死に関して、うつぶせ寝にすると危険性が増すことが分かり、今はあおむけ寝にしましょう、というのが常識になっています。けれど20年前は、頭の形がよくなるからうつぶせ寝にしましょう、といった人がいるわけです。

当時はデータがありませんでしたから、そのことを責めるつもりはありません。でもね、そういうことでも、あとになって結果が出ることがあるのですから、注意しなければいけませんよね。

小児科の医者はね、少なくとも臨床の場面では、言ったからには責任をとらなければなりません。治療して治らなかったら、副作用が出ちゃったら、責任があるわけですよ。同じ感覚を、世の中に対して何か発言するときにも、もつべきだという思いは強いです。

小西　それとね、「この部分については、こういうことが分かりました」といった場合に、それが一人歩きして使われていくということもありますよね。「前頭葉の血流が増すから、これをすると、前頭葉のはたらきは活発になる」というデータが集まったとしても、それがすなわち、「頭がよくなる」「ボケなくなる」ということにはならない。でも今世の中は、前頭葉の血流が増す＝脳を鍛える＝頭がよくなるという図式で広まってしまっていますよね。

ぼくも榊原先生も本を出していますけど、その内容を曲解されることもありますよね。

榊原　そういえば、この前「〝赤ちゃんにもインプリンティング(刷りこみ)がある〟と、小西先生という赤ちゃん学会の先生が言っている。だからお母さんが生まれてすぐの赤ちゃんを抱っこしないと、赤ちゃんが自閉症になるかもしれない」という文脈に利用されていましたね。

小西　その前後の文章はばっさり切られてしまいますからね。この本にも書きましたが、人間は自分の世話をしてくれる人の顔を見分けるのと同時に、多様な認識回路と柔軟な適応能力を備えています。ですから、「それはあとあとまで残らないから大きな問題ではありません」と書いているんですが、そこは使われないんですよね……。

社会は、「あるある」には飛びつくけれど「ないない」には興味がないんです（榊原）

榊原　以前、「テレビばかり見ていると自閉症になる」なんて説が出たときに、「自閉症とはなにか、まだよく分かっていないことが多い」と、小児神経学会で反対宣言を出しましたね。そうしたら、「可能性や危険性があるのに、警告することに対して批判するとはどういうことだ」と、逆に強い非難を受けてしまいましたが。

でも、本当に何もデータは出ていないのだから、そんなことを軽々しくいってはいけないんですよ。それによって自閉症の子をもつお母さんが自分を責めるかもしれない。可能性があるから、といったことでたくさんの人が悩み、あのとき私がこうしたからと、自殺してしまったお母さんもいるかもしれない。そういう気づかいが、決定的に欠けていますよね。

研究を重ねれば重ねるほど、データをとればとるほど、テレビを見ることが自閉症の原因だという結果は一つも出てこない。そんなことは、最初の段階でもすぐ分かっていたことなのに、平気でそういう情報を流してしまうのは、大きな問題ですよ。

小西　学会が反対宣言を出したのは、日本で初めてでしょうね。あのときお母さんたちは、ずいぶん応援してくれたんですよ。

榊原　社会やマスコミの問題は、「あるある」には飛びつくけれど、「ないない」はおもしろくないし、取り上げる価値がないとするところでしょうね。

小西　ぼくたちは、「これをやっても問題ない」と発したいけれど、それではおもしろくない、といわれてしまうんですよね。「これをしたら悪くなる（よくなる）」というデータをほしがる。ぼくたちのように「それはいえない、そんなデータはない」というのは、つまらないんですよね。

でも、お母さんたちにとっては、テレビは何時間くらいまでなら見ても大丈夫とか、たまには寝る時間や起きる時間が遅くなっても大丈夫とか、そのほうが有用なデータだと思いますけどね。「インパクトがないからだめだ、おどすようなことをいってくれ」というのは……。

榊原　頭がよくなるとか、こうすると頭が悪くなるとか、きっちり出してほしい、といわれますよね。これをしても、頭はよくもならないし悪くもならない、ではマスコミは去っていくわけです。

ぼくだって、個別にお母さんに話をするときには、はっきりということはありますよ。たとえば、ネグレクトに近いようなお母さんに向かっては、「そんなことをしていると、子どものことばの発達が遅れますよ」とおどかすようなこともいいますけれど、それは、その親子を見て、その個別性のなかでいえることとです。それを一般向けに、「子どもは語りかけしないとことばが遅れる」とはいいませんよ。その違いをしっかり認識しないとね。

小西　あるお母さんには「やりなさい」っていうし、あるお母さんには「やめなさい」っていう。一人ずつの患者さんを目にするから、全部違うんですよね。ぼくも、誰にメッセージを出すのかをつねに考えます。

榊原　最近はメールでの問い合わせがあるけれど、きちんと答えるためには、細かく聞かなくちゃいけない。だから、本当は電話のほうがいいし、会って話したほうがもっといい。表面上の問題は同じでも、その裏の事情が違いますよね。「夜寝ない」と言われても、どんな家でどんなライフスタイルなのかによって、アドバイスできることも変わってきます。

臨床の学問は、こういう特殊性につき合っていくことです。この細菌に対してはこの抗生物質が効く、といういちおうの理論はあっても、必ず効かない人もいます。そうしたら、その人に対して効くものを使わなくてはいけない。かんたんに、「こういうときはこうすべきです」なんていえない、という経験がしみついているんですね。

脳科学を実生活に利用しようとする流れは、さまざまな社会不安から発しているのでしょう（小西）

榊原　今の「脳科学ブーム」をみていると、このままでは脳科学が地に落ちてしまうのではないか、「脳ってこんなものか」と思われてしまうのではないかと、真剣に心配しています。

脳の研究はとても大事だし、すばらしいことがたくさん解明されてきています。それなのに、「なんだか怪しげなものだ」と思われるのがとても心配ですね。

今現在、脳科学によって分かってきていることは、これまでの「子どもを観察していると、どうやらこういうことらしい」ということが、「脳を観察した結果、それは正しいことだと分かりました」ということころまでなんですよね。「やっぱりそうだった!」ということ。それは、科学的根拠を与えるという意味でとても意義のある発見ではあるけれど、全体からいえば、「まだまだ何も分かっていない」ということですよ。それに自覚的にならなければいけないと思います。

小西　基本的には、脳機能を図にして見せることができるようになったということですね。それで脳科学がブレイクしたんでしょう。あれは発表用に作られた絵ですよ。血流を表す画像として赤い色を選んだ人がすごい。見た人は、ああ真っ赤だ、と驚きますよね。すごいインパクトだと思います。

現代は、「脳見る、脳知る、脳つくる」みたいな脳世紀です。そのなかで何が要求されているかというと、実際の生活に役立つものを出す、ということでしょう。

今、教育の現場では、発達障がいとか不登校とか学力低下とか、いろいろな問題が起きています。社会全体でみれば、格差社会や高齢者問題など、将来に対する不安も大きい。そこに結びついたのが、「胎教」や「育脳」、「脳トレーニング」なんでしょうね。

ゲーム脳もそう。「うちの子はゲームばかりやって……」というお母さんの不安と一致したからもてはやされたんです。

榊原　でも、ゲーム脳に最初に気づいたのは、ＩＴ関係の専門家に対する調査ですよね。ＩＴ関係の専門家から痴呆パターンが出たと。そこから「ゲーム脳」と名づけられた。

これでいくと、ＩＴ関係の人は前頭葉の壊れた痴呆状態になっていることになる。そんなわけないですよね。そこからして矛盾しています。なかには、「前頭葉が死んでいる」とまで書かれたものがありましたね。とんでもない嘘です。

実験の中でたくさん光っているから活性化しているというわけじゃない。ある作業に熟練してくると、むしろ前頭葉の血流は小さくなります。でも、そのことはいわれませんね。

「与えすぎ」「やりすぎ」が、子どもに害を及ぼすこともあると思います。（榊原）

榊原　人間は、２００万年から５００万年の歴史のなかで続いてきたわけですよ。その昔、赤ちゃんはなにもないところで生きてきた。人間はそういう経過をたどっています。子どもはそうとうタフにできてるんです。死亡率は高かったけれど、エアコンもミルクもない時代にも生きてこられた。まずはそれを信じるべきではないでしょうか。ぼくたちがやったことで、よくなったこともあるけれど、基本的に子どもは放っておいても育つだけの生命力をもっている、というのが大前提だと思います。ネグレクトしろといっているわけではないですよ！　子どもがもっている「育つ力」に逆らわないかかわり方、というのかな。「与えすぎ」「やりすぎ」が子どもをだめにすることだってあるといいたいわけです。

小西　胎教にしても早期教育にしてもね、何かをするということは、それについて結果、見返りを期待するわけですから。で、期待したような結果が出なかった場合、どうなるか。「私の育て方が間違っていたから」と自分を責めるか、「どうしてこの子はダメなんだろう」と子どもを責めるかでしょう。

榊原　子どもは一人ひとり違うってよくいわれるけれど、本当に分かっている人は少ないと思います。今必要なのは、「本当の意味での絶対評価」じゃないでしょうか。

相対評価で「平均」を基準に考えれば、障がいをもった子どもは、一生「あなたはこれもできない」「あれもできない」といわれる。でも、０からはじめれば、その子がもって生まれた力によって着実に成長していく姿をちゃんと発見できるんですよね。

小西　外からあれこれすることを考えるより、何よりもまず、その子自身が力をもって生まれてきているんだということですよね。それは障がいのあるなしには関係なく、寝たきりの子どもでさえ、すごい力をもっている。ぼくが「まず、子どもをよく見よう」というのは、そういうことなんです。

赤ちゃんや子どものことって、大人が勝手に解釈して、赤ちゃんの気持ちが分かった気になっていることがありますよね。ぼくはそういうのを、「ホンマかいな」と疑ってしまうんです。

「子どもが喜んで見てるから」といって、まだ０歳の赤ちゃんに、教材ビデオを一日中見せているお母さんがいるけれど、赤ちゃんにとっては、光の点滅という強い刺激から、目をそらそうにもそらせなくなっているだけ、ということもある。そういう大人の側の思い込みをひとつずつ科学的に論破していくためには、やはり子ども自身をしっかりと見て、子どもの姿から教えてもらうしかないと思いますね。

榊原　お母さん方にとっても、そうやって子どもをじっくり見る、という育児ができるようになると、毎日が発見に満ちた楽しい日々になると思います。今の育児論には、「ああしなさい、こうしなさい」が多すぎる気がします。世界には、ありとあらゆる環境があり、数え切れないほどの育児法があるけれど、世界中の赤ちゃんが、1歳ちょっとで歩き出すようになります。これって、当たり前のように思えるけれど、実はすごいことですよね。

小西　それほどに、子どものなかに組み込まれた「自ら育つ力」はゆるぎない、ということですよ。「赤ちゃん、バンザイ！」ですね。

小西行郎　こにし・ゆくお

小児科医。専門は小児神経学、発達行動学。東京女子医科大学乳児行動発達学講座教授。「日本赤ちゃん学会」理事長。1947年香川県生まれ。京都大学医学部卒業。1990年にオランダ・フローニンゲン大学に留学。発達神経学者プレヒテルに師事。帰国後は、脳機能画像の研究を続けるいっぽうで、2001年には、「日本赤ちゃん学会」創設にかかわり、東京女子医科大学に日本の医学部としては初めて乳児発達行動学講座を開講するなど、脳科学、発達行動学の立場から、小児科学に新風を吹き込んでいる。主な著書に、『赤ちゃんと脳科学』(集英社新書)、『赤ちゃんパワー　脳科学があかす育ちのしくみ』(ひとなる書房)、『知れば楽しいおもしろい赤ちゃん学的保育入門』(フレーベル社)、『赤ちゃんのしぐさBOOK』(海竜社)ほか多数。

榊原洋一　さかきはら・よういち

小児科医。専門は小児神経学、発達神経学。お茶の水女子大学子ども発達教育研究センター教授。東京大学医学部卒業。東京大学医学部付属病院、ワシントン大学小児神経研究部、東京大学小児科講師などを経て、2004年より現職。国際医療協力で、アフリカ、アジア各国の小児改良改善プロジェクトにもかかわる。主な著書に『アスペルガー症候群と学習障害』(講談社＋α新書)、『病院に行く前に読む　子どもの病気の本』(小学館)ほか多数。

馬渡秀仁　もうたい・ひでひと

産婦人科医。医療法人愛生会馬渡産婦人科医院院長。福岡大学臨床助教授。福岡大学医学部、福岡大学大学院卒業。福岡逓信病院産婦人科、九州がんセンター婦人科、福岡大学病院産婦人科を経て、平成15年より現職。3D(三次元立体)超音波、4D(リアルタイム3D)超音波、新生児聴覚スクリーニング装置などの最新の医療機器を用いて、妊娠中の母子をサポートしつづけている。

もっと知りたい、おなかの赤ちゃんのこと

発行 ―― 2007年7月31日 第1版第1刷発行

著者 ―― 小西行郎

発行人 ―― 小山敦司

発行所 ―― 株式会社 赤ちゃんとママ社

〒160-0003 東京都新宿区本塩町23番地

電話 03-5367-6592(販売)

03-5367-6595(編集)

http://www.akamama.co.jp

振替 00160-8-43882

編集協力 ―― 赤石美穂、天然社・吉原佐紀子

印刷・製本 ―― 凸版印刷株式会社

赤ちゃんとママの
マタニティライフシリーズ

なんでも聞いてください、妊婦さん!!（仮題）
本音質問にとことん答える――マタニティQ＆A

7月発売

東京女子医科大学産婦人科医師　牧野郁子・著

「猫を飼っててていい？」から「占いで出産日を決めたい」まで、こだわりだしたらきりのない迷い・悩みに同世代の行動派産科医＝牧野郁子先生がママたちの生活の場に足を運んで真正面から答えました。現場にあたって、その道の専門家と話し合って出した結論は、快活なアドバイスのなかに重みのある説得力を感じさせます。マタニティーライフを人任せにせず、自分で解決の方法を見つける勇気が湧いてくる楽しい提案でいっぱいです。

A5判136ページ　予価1100円

自然に耳をすます
マタニティライフ（仮題）

8月発売

元愛育病院院長・産婦人科医　堀口貞夫
妊婦親子水泳教室講師・栄養士　金澤直子

お産はごく「自然」なこと。暑さ寒さに身をゆだね、自然の声に耳を傾ける、心豊かな妊娠中の生活設計を提案します。赤ちゃんにとってママの胎内は小さな自然です。「命」を大切に思うベテラン産婦人科医の堀口先生と、マタニティースイミングの草分けでヤンババの愛称で親しまれる栄養士の金澤さんが絶妙なコンビで、ともすれば人工的に走りがちな妊産婦の生活に潤いを生み出します。
あなたは十月十日の大家さん。おなかにいるときから赤ちゃんと仲良くしてみませんか。

A5判160ページ　予価1300円